Ana Maria Lajusticia Bergasa
Fit & gesund mit Kollagen

Ana Maria Lajusticia Bergasa

Fit & gesund mit Kollagen

Wie das Protein unsere Knochen, Haut und Bindegewebe stärkt

Übersetzt aus dem Spanischen
von Jeanine Lefèvre

ENNSTHALER VERLAG STEYR

Erklärung
Die in diesem Buch angeführten Vorstellungen, Vorschläge und Therapiemethoden sind nicht als Ersatz für eine professionelle medizinische oder therapeutische Behandlung gedacht. Jede Anwendung der in diesem Buch angeführten Ratschläge geschieht nach alleinigem Gutdünken des Lesers. Autoren, Verlag, Berater, Vertreiber, Händler und alle anderen Personen, die mit diesem Buch in Zusammenhang stehen, können weder Haftung noch Verantwortung für eventuelle Folgen übernehmen, die direkt oder indirekt aus den in diesem Buch gegebenen Informationen resultieren oder resultieren sollten.

Titel der spanischen Originalausgabe:
La respuesta está en el Colágeno
© 2011. De esta edición, Editorial EDAF, S. L. U., Madrid
5.a edición, febrero 2014

Übersetzt aus dem Spanischen von Jeanine Lefèvre

www.ennsthaler.at

ISBN 978-3-85068-979-3
Ana Maria Lajusticia Bergasa · Fit & gesund mit Kollagen
Alle Rechte vorbehalten
Copyright © 2017 by Ennsthaler Verlag, Steyr
Ennsthaler Gesellschaft m.b.H. & Co KG, 4400 Steyr, Austria
Satz und Umschlaggestaltung: Thomas Traxl & Ennsthaler Verlag
Umschlagbild: © sanjeri / iStockphoto.com
Druck und Bindung: Těšínská Tiskárna, Český Těšín

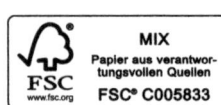

MIX
Papier aus verantwortungsvollen Quellen
FSC
www.fsc.org
FSC® C005833

Inhalt

An meine Leser

Wer mich kennt, denkt jetzt vielleicht: »Schon wieder dasselbe Thema.« Meine Antwort darauf: Ja, es dreht sich wieder um dieselben Themen, in diesem Fall aber um herauszustreichen, dass gesunde Knorpel, Sehnen oder Knochen nicht von der Magnesiumeinnahme allein abhängen. Und auch nicht von ausreichender Proteinzufuhr allein, wenn wiederum Magnesium fehlt. Darüber hinaus braucht es Vitamin C, mindestens zweimal oder noch besser dreimal täglich; und gleichzeitig muss die Nahrung genug Phosphor liefern.

Ich bedanke mich bei Ihnen für Ihre Aufmerksamkeit!

An die Ärzte

Die Idee zu diesem Buch entstand, nachdem ich einen berühmten Arzt im Fernsehen gesehen hatte, der zum Thema Arthrose gesprochen hatte.

Auf die Fragen einer Patientin zu ihren Beschwerden antwortete er, dass man diese wie folgt behandeln sollte: mit entzündungshemmenden Medikamenten, Schmerzmitteln und Relaxanzien (Arzneien zur Muskelentspannung).

Wenig später rief ein etwa 50-jähriger Mann an, dem seine Ärzte empfahlen, sich eine Knieprothese und auch eine künstliche Hüfte (ich hatte das zumindest so verstanden) zuzulegen. Ich vermute, auch dieser berühmte Fernseharzt hatte das so verstanden. Seine Antwort lautete nämlich, dass zunächst Infiltrationen versucht werden könnten und danach der Ersatz eines Gelenks durch eine Prothese angezeigt wäre, falls die Schmerzen trotz Medikation nicht nachließen. Er fügte auch hinzu, dass dies den Leitlinien entspräche, denen man in diesen Fällen folgt und die in Nordamerika erstellt worden sind.

Nachdem ich das gehört hatte – von jemandem, der sich als Experte in diesem Fachgebiet präsentierte –, konnte ich nicht ruhig bleiben. Daher sind es dieser Arzt, den ich damals gesehen habe, und die Ärzteschaft im Allgemeinen, an die ich mich nun mit allem nötigen Respekt wende.

Die Arthrose ist keine Krankheit wie die Arthritis (Gelenkentzündung), sondern ein Verschleiß, eine Degeneration des Gewebes, die dadurch entsteht, dass es sich nicht mehr regeneriert.

Das heißt, egal worum es geht – Gewebe, Knorpel, Sehnen und Knochen: All das wird im Lauf eines Lebens abgebaut und wieder neu gebildet, nur dass die Umsetzung (Turnover) im Kollagen, dem Eiweißstoff, der diese Gewebe bildet, Jahre dauert. Zum Beispiel sechs bis zwölf Jahre in der Hüfte. Der Abbau erfolgt normalerweise langsam – mit Ausnahme von Unfällen, kontinuierlichen Traumata, strengen Diäten oder Behandlungen bei Krebserkrankungen. Üblicherweise beginnt dieser Prozess mit einem »Vielleicht«: Vielleicht habe ich einen steifen Hals, vielleicht liegt es am Kopfkissen oder daran, dass ich das Fenster beim Autofahren offen lasse. Vielleicht habe ich auch eine schlechte Körperhaltung, wenn ich vor dem Computer sitze ... Wenn wir mit »Vielleicht« beginnen, hat die Arthrose im Normalfall schon ihren Anfang genommen.

Nun kommen die Fragen, die Sie sich sonst nicht stellen: Warum gibt es so viele Fälle von Arthrose bei Menschen, die in der Theorie gut essen oder gut essen könnten? Und warum leiden viel mehr Frauen als Männer an dieser Art von Beschwerden? Warum entsteht oder verschlimmert sich dieser Schmerz in der Menopause (Ende der Menstruation im Wechsel)?

Kollagen bildet sich, wie jedes andere Protein, aus Ketten der Aminosäuren, die wir über die Ernährung zu uns nehmen. Aber Achtung – nun kommt die Verdauung ins Spiel. Da unser Körper über kein Organ verfügt, das die Aminosäuren speichern kann, wandelt die Leber sie in Urin um. Daher bleiben die Aminosäuren nur fünf Stunden in unserem Körper, danach werden sie ausgeschieden und wir behalten nichts als Reserve zurück. Das ist etwas, das mir noch nie jemand erklärt hat, der sich mit der Verbreitung medizinischer Themen beschäftigt. Dabei wäre dies enorm wichtig, da es zu einer klaren Ernährungsempfehlung führt: Proteine sollten jeweils mit dem Frühstück, dem Mittagessen und dem Abendessen aufgenommen werden.

Und wenn wir dabei berücksichtigen, dass – zumindest bei uns in Spanien – schon das Frühstück, abgesehen von Brot und Gebäck oder Frühstücksflocken, nichts Handfestes enthält, können wir einen der Gründe erkennen, warum Verschleißbeschwerden auftreten oder sich noch verschlimmern.

Dazu kommt, dass wir im Vergleich zu unseren Nachbarländern auch noch am spätesten essen. Das bedeutet, es gibt in Spanien ziemlich viele Menschen, die bis 15 oder 16 Uhr beinahe keine Proteine zu sich nehmen.

Und das Abendessen? Für gewöhnlich bekommen das Männer ganz gut hin, im Gegensatz zu Frauen, die dazu neigen, nicht ausreichend zu Abend zu essen, weil sie auf ihre Linie achten.

Ich wage sogar zu behaupten, dass 80 Prozent der Frauen, die in städtischen Bereichen leben, abends nur Obst mit Joghurt essen. Einige, die sich nach der Arbeit eine Suppe machen oder ein wenig Gemüse zubereiten, sagen mir: »Ich esse gut, weil ich Gemüse und Obst zu mir nehme.« Sie glauben, mit diesem Abendessen, das sie für »leicht« halten, besser zu schlafen, und denken nicht daran, dass mit etwas Fisch das Abendessen nicht nur leicht, sondern auch ausgewogener wäre.

Die Antwort auf die Frage, warum die Arthrosebeschwerden in der Menopause auftreten oder sich dann sogar verschlimmern, ist einfach: Mit 50 Jahren haben viele Frauen schon einige Diäten gemacht, um nicht dick zu werden. Der Großteil der Frauen, die ihre Ernährungsgewohnheiten nicht ändern, legen jetzt etwa fünf bis zehn Kilo an Gewicht zu.

Wenn also Frauen, die bis jetzt noch keine Diäten hinter sich haben, sich nun einschränken, dann machen sie dies hauptsächlich über das Abendessen. Dazu kommt meist noch, in Hinblick auf die Nährstoffe, ein gleichermaßen unzureichendes Frühstück. Die Unterversorgung betrifft in erster Linie die Proteine.

Aber es tritt noch ein anderes schwerwiegendes Problem auf, dessen Ursprung im Dünger liegt, den die meisten Landwirte heutzutage verwenden. Es geht darum, den Böden die Nährstoffe wieder zurückzugeben, die beim Anbau entzogen wurden, wo man nur mit den sogenannten »großen drei Düngern«, also Stickstoff, Phosphor und Kalium, gearbeitet hat.

Als noch Jauche verwendet wurde, gaben wir dem Boden alles zurück, was wir ihm entzogen hatten. Zudem wurde für gewöhnlich auch mit Guano (Vogel- oder Fledermauskot) gedüngt.

Die Mechanisierung der Landwirtschaft auf der einen Seite und die Synthese der Dünger auf der anderen Seite haben dazu geführt, dass auf den Bauernhöfen hauptsächlich Monokulturen angebaut werden. Da landwirtschaftliche Maschinen sehr teuer sind, halten jene Landwirte, die sich auf Obst oder Getreide spezialisieren, keine Tiere mehr, da diese steten Einsatz verlangen und sich zudem marktwirtschaftlich kaum rentieren.

Dieser Dünger, der seit den 1950er-Jahren verwendet wird, hat dazu geführt, dass der Magnesiumanteil der Böden und somit auch jener des Ernteguts nur noch die Hälfte von dem beträgt, was er früher ausmachte.

Das ist, gemeinsam mit dem zuvor genannten, der Grund dafür, dass Beschwerden, die mit der Arthrose zusammenhängen, immer häufiger und in immer jüngerem Alter auftreten. Wenn die Betroffenen Sport betreiben, zeigen sich die ersten Anzeichen oft in den Bändern, aber auch durch Sehnenentzündungen, Faserrisse, Verspannungen und Krämpfe.

Bei der Knochendichtemessung erhält man dann häufig die Diagnose Osteoporose, da das Kollagen im Knochen der Träger von Kalzium ist. Je weniger Kollagen vorhanden ist, desto weniger Kalzium gibt es auch und – was noch schwerer wiegt – desto weniger flexibel sind die Knochen. Durch genau diesen Flexibilitätsverlust können die Knochen leichter brechen. Nicht weil zu wenig Kalzium im Körper vorhanden ist, sondern wegen des fehlenden Kollagens. Denn nur aufgrund des Kollagens kann sich der Knochen bei Druck oder bei einem Schlag leicht verbiegen, ohne dabei zu brechen.

Es ist wichtig, im Hinterkopf zu behalten, dass das Skelett bis etwa zum 21. Lebensjahr noch nicht komplett mit Kalzium angereichert ist, und aus genau diesem Grund brechen die Knochen bis dahin nicht so leicht.

Wenn die Knochen wenig Kalzium enthalten, weil die Mütter keine Muttermilch hatten und ihre Kinder nicht stillen konnten, verformen sich die Knochen, aber sie brechen nicht. Das kann zu Knochenverformungen wie etwa der Beine (O-Beine) oder des Brustkorbs (»Rosenkranz«) führen, aber es kommt zu keinen Knochenbrüchen.

Bei uns in Spanien wurden noch nie so viele Milchprodukte wie heutzutage konsumiert. Auch wurde noch nie so viel Vitamin D in Form von Nahrungsergänzungsmitteln supplementiert. Warum? Wir wissen sehr gut, dass in der modernen Gesellschaft einem Körperkult gehuldigt wird, der nicht immer gut für uns ist. Es herrscht mehr Stress als je zuvor: weil man keine tierischen Fette zu sich nimmt, um nicht zuzunehmen, weil man zu hohe Triglycerid- oder Cholesterinwerte hat, oder weil man sich nicht gut fühlt.

Und das ist ein anderer Grund, den wir in Betracht ziehen müssen, wenn wir mit einem Kalziummangel konfrontiert sind – einem Problem, das man leicht beheben kann, wenn man sich im Sommer in der Sonne aufhält (wenn sie nicht zu stark herunterbrennt) oder im Winter Fischöl zu sich nimmt. Es reichen zwei Kapseln Fischöl am Tag, die man mit einer Mahlzeit einnimmt, die wiederum Öl enthält. Nimmt man sie nur mit Saft oder Wasser ein, wird der Großteil der enthaltenen Vitamine D, A und E nicht verwertet und wieder ausgeschieden, da diese fettlöslich sind.

Es ist auffällig, dass jemandem, der ohnehin genügend Kalzium im Blut aufweist (oder sogar mehr als genug), trotzdem empfohlen wird, zusätzlich Kalziumtabletten zu nehmen, obwohl der Bedarf durch die Ernährung eigentlich schon gedeckt ist.

Nachdem beinahe alle Kalziumsalze unlöslich sind, legt sich dieser Überschuss in den Geweben an, was man bei den bildgebenden Verfahren auch sofort sieht. Anstatt die Knochen als weiße Fläche vor einem schwarzen Hintergrund zu sehen, sieht man die Rippen oft kaum noch. Vielmehr sind weiße Schatten in den Bronchien und sogar weiße Gefäße oder das Herz als heller Schatten zu beobachten – und das alles, weil es einen Überschuss an Kalzium gibt, der sich auch als Harnsäure, Phosphate oder Oxalate in den Nieren ablagert. Anstelle der gewohnten Röntgenbilder sieht es heutzutage oft so aus, als hätte man Geister fotografiert.

Aber das ist noch nicht alles: Es gibt auch Fälle, in denen die Speicheldrüsen verkalken. Ich kenne viele Leute, die zu jedem Bissen Essen einen Schluck Flüssigkeit trinken müssen, wie Wasser, Milch oder Tee. Bei einigen noch schwereren Fällen, so zum Beispiel bei dem Röntgenbild einer Dame, das ich aufgehoben habe, erscheint die ganze Halsgegend weiß. Ihr Kalziumwert im Blutserum, wo er bestimmt wird, lag bei 12,3 Milligramm Kalzium, als die Obergrenze bei 10,5 Milligramm angesetzt war. Trotzdem wurde ihr weiterhin empfohlen, Kalzium und Vitamin D zu supplementieren.

Ich wende mich hier speziell an die Ärzte. All diese Themen habe ich angeführt, weil ich finde, dass man gewisse Leitlinien durch ausführliche Beobachtungen auf den Prüfstand stellen sollte, bevor man sie empfiehlt. Ich denke da etwa auch an Osteoporose.

Haben die Betroffenen Kalzium im Blut? Wenn die Antwort Ja lautet, muss die folgende Frage gestellt werden: »Warum kommt es nicht in den Knochen an?« Denken Sie daran, dass der Knochen Kollagen ist und dass sich das Kalzium in Form von Phosphat in den Lücken ablagert, die von den Ketten des Tropokollagens (Vorstufe von Kollagen; die Ketten des Tropokollagens nennt man manchmal auch Monomere, Anmerkung der Autorin) gebildet werden und die ungefähr 400 Ångström groß sind. Die chemische Zusammenstellung der Phosphate ähnelt denen der Türkise, nur dass in ihnen Kupfer das Kation ist, wodurch sie eben ihre namensgebende Farbe erhalten.

Das andere mögliche Problem kann ein Vitamin-D-Mangel sein, wenn man keine tierischen Fette zu sich nimmt. Das lässt sich aber, wie bereits erwähnt, lösen. Entweder, indem man sich öfter in der Sonne aufhält, oder mit der Einnahme von Lebertran (in Form von Fischöl-Kapseln) – wie es in Ländern, wo es wenig Sonnenlicht gibt, schon lange üblich ist, um Rachitis vorzubeugen.

Ich weiß, dass manche Leute denken:»Und was will uns diese Frau beibringen, die noch nicht einmal Ärztin ist?« Meine Antwort darauf:»Chemie. Weil der ganze Stoffwechsel nichts anderes ist als Chemie.«

Wenn es zu einer Infektion kommt, wird nach einer Substanz gesucht, die das Virus oder Bakterium mit dem geringsten Schaden für unseren Organismus außer Gefecht setzt. In einem gesunden Körper muss aber die Gesamtheit unserer Gewebe funktionieren und nicht nur ein Teil, der gesondert behandelt oder entnommen werden muss, wie zum Beispiel ein Tumor. Wenn es uns also nicht gut geht, fehlt unserem Körper etwas, und das muss zugeführt werden. Damit bleiben das Gewebe und der Stoffwechsel stark und funktionsfähig.

Vergessen Sie nicht, das Gewebe regeneriert sich mit den Stoffen, aus denen es auch besteht. Das heißt, wenn die Kollagene aus PRO-TEINEN, PHOSPHOR, MAGNESIUM und VITAMIN C gebaut werden, dann braucht man für die Wiederherstellung ebenfalls diese Stoffe. Und da Proteine, Phosphor, Magnesium und Vitamin C allesamt Nährstoffe sind, die uns über die Ernährung zur Verfügung stehen oder stehen sollten, werden wir uns das nun im Detail ansehen.

Proteine

Proteine liefern uns über die Verdauung Aminosäuren, die dann über das Blut in die verschiedenen Gewebearten gelangen, damit diese sich überhaupt bilden und Abnutzungen beheben können. Die Lebensdauer von Leberproteinen beträgt etwa 20 Tage, die von Proteinen der Blutzellen 120 Tage (vier Monate), jene des Muskelgewebes 180 Tage (sechs Monate). Die Kollagenproteine haben eine Lebensdauer von 2000 Tagen oder mehr, also mindestens sechs Jahren, und bis zu zwölf Jahren in der Hüfte.

Es ist wichtig, das zu betonen, denn bei den Knorpeln und Sehnen dauert es Jahre, bis beanspruchte Stellen wiederhergestellt werden, und daher ist es extrem wichtig, schnellstmöglich mit der richtigen Ernährung zu beginnen. Zu diesem Problem kommt noch hinzu, dass quasi kein Skelett perfekt ist. Das bedeutet, dass die Beanspruchung auch nicht gleichmäßig erfolgt. Wenn es Oberflächen bei den Wirbeln gibt, die aufgrund einer Skoliose (Verkrümmung der Wirbelsäule) nicht parallel verlaufen, oder wenn aufgrund einer Achsenfehlstellung am Kniegelenk eine Kniefehlstellung vorliegt (O- oder X-Beine), sind die Abnutzungserscheinungen ungleich.

Bei diesen mechanischen Problemen braucht man keine großen Erklärungen, weil man sie sofort versteht. Weiterhin kommt hinzu, dass ein Gelenk wie ein Getriebe funktioniert, und wenn es seine Form verliert oder sich seine Formen glätten, können Teile abrutschen, die wiederum in Verbindung mit anderen Teilen stehen. Das trägt dazu bei, dass es insgesamt nicht mehr so gut läuft. Das heißt, die chemischen Probleme führen in weiterer Folge zu mechanischen Problemen.

Bei den Gelenken verlaufen auch Gefäße und Nerven – nutzen sich die Gelenke bzw. Knorpel ab, fehlt die Stützfunktion. Die Knochen rücken aneinander und/oder verschieben sich und das führt zu Durchblutungsstörungen, eingeklemmten Nerven und unweigerlich zu Schmerzen.

Und ich wiederhole noch einmal, dass sowohl die Sehnen (welche die Gelenke stützen) als auch die Knorpel und das organische Material der Knochen aus Proteinen bestehen, genauer gesagt aus KOLLAGEN.

Es ist auch an der Zeit, sich ins Gedächtnis zu rufen, dass die Aminosäuren, die nicht innerhalb von fünf Stunden genutzt werden, während der Verdauung von der Leber in Harnstoff (Urea) umgewandelt werden, der mit dem Urin ausgeschieden wird.

Ein anderes Thema, das manchmal unzureichend erklärt wird, auch in medizinischen Ratgebern, ist die Anzahl der Proteine, die wir täglich zu uns nehmen sollten. Ein großes Missverständnis ist es zu glauben, dass die Menge der Eiweißstoffe, die eingenommen werden sollte, vom Gewicht abhängt, obwohl tatsächlich die Körpergröße ausschlaggebend ist. Es sollte auch differenziert werden, welcher Tätigkeit man nachgeht, da intellektuelle Arbeit mehr Aminosäuren benötigt, um Neutransmitter und Neuromodulatoren zu bilden.

Sie werden erkennen, wie selbst in seriösen Büchern manchmal Unstimmigkeiten auftauchen. Wir haben es mit Frauen zu tun, die 1,55 Meter groß sind und 90 Kilogramm wiegen, und mit Männern (noch im Wachstum), die 1,90 Meter groß sind und 65 Kilogramm wiegen.

Glauben Sie, dass jemand, der ungefähr 50 Kilogramm Fett und Wasser aufweist und noch dazu klein ist, mehr Proteine zu sich nehmen muss als ein Jugendlicher, der nur aus Haut und Knochen besteht und noch wächst und neues Gewebe produzieren muss?

Der gesunde Menschenverstand sagt uns: Nein. Die Menge der Proteine, die man zu sich nehmen sollte, muss mit der Statur und der Arbeit, die der- oder diejenige ausübt, übereinstimmen und nicht mit dem Gewicht, wie manche propagieren.

Wenn wir all das, was ich nun gesagt habe, berücksichtigen, stellt sich folgende Frage: Wie sollen wir die entsprechenden Lebensmittel über den Tag verteilt zu uns nehmen?

Das Beste ist, jene Lebensmittel, die mehr Cholesterin und gesättigte Fettsäuren enthalten, bereits zum Frühstück zu essen, also beispielsweise Eier, Schinken, Speck oder Käse. Anderes Fleisch findet am besten beim Mittagessen seinen Platz und den Fisch hebt man sich für das Abendessen auf, da die meisten Menschen sich danach ausruhen.

Das Frühstück ist die wichtigste Mahlzeit des Tages, weil es auf die längste Fastenphase folgt und für gewöhnlich vor der Arbeit eingenommen wird. Daher kann man zum Beispiel ein Ei mit Schinken oder Speck mit Käse oder auch Truthahnbrust zu sich nehmen. Müttern bzw. Vätern von Jugendlichen, die Sport betreiben, empfehle ich, ihnen ruhig zwei Eier zum Frühstück zu machen, und wenn der Nachwuchs zum Skifahren auf die Piste geht, noch ein bisschen Speck dazulegen.

Auf die Menge der Eier muss man erst später (im mittleren Alter) achten, vor allem bei sitzenden Berufen. Dann gilt: nicht mehr als ein Ei pro Tag, und wenn Probleme auftauchen, dann auch nicht mehr jeden Tag. Aus diesem Grund empfehle ich auch, das Ei mit Schinken zu essen. Kochschinken ergänzt das Ei sehr gut und enthält wenig, aber sehr gut lösliches Fett.

Serrano-Schinken und Räucherspeck haben einen sehr intensiven Geschmack und passen gut zu Käse. Heutzutage kann man diese Wurstwaren mit einem Fettanteil von nur 20 Prozent oder sogar ohne Fett finden. Ab einem gewissen Alter oder bei sitzenden Tätigkeiten rate ich dazu, das Fettgewebe bei Schinken oder Speck einfach wegzuschneiden. Beim Truthahn kann man zum Beispiel sehr leicht die Haut entfernen. Nutzen Sie einfach Ihren gesunden Menschenverstand, um die Ernährung zu optimieren.

Es gibt Menschen mit Gelenkproblemen, denen empfohlen wurde, Haifischknorpel einzunehmen. Aber das ist im wahrsten Sinne des Wortes für die Fische. Warum? Wenn Ihnen dieses Produkt angeboten wird, können Sie nicht wissen, ob das nun wirklich Hai ist oder vielleicht Seehecht oder Schwein oder Rind oder Lamm, auch wenn so getan wird, als würde es vom Haifisch stammen. Beachten Sie, dass alle Kollagene quasi gleich sind, deswegen können sie sogar in die Lippen gespritzt werden, ohne dass es zu Abstoßungsreaktionen kommt. Zudem ist Kollagen ein Protein, das die Fibroblasten und die Chondrozyten baut und dann aus der Zelle trägt. Es handelt sich bei Kollagen also um eine Art Sekret, daher befinden sich diese Fasern außerhalb der Zelle und haben keine Kern-DNS. In weiterer Folge kann man auch nicht sagen, von welchem Tier diese nun stammen. Deshalb ist es besser, gleich Kollagenkapseln zu nehmen. Denn wenn Ihnen teure Haifischknorpel angeboten werden, ist es vielleicht nur irgendein Kollagen, was Ihnen gegeben wird.

Im Gegensatz dazu enthalten pflanzliche Gelierstoffe keine Eiweißstoffe. Auch wenn sie ähnlich aussehen wie Kollagen, handelt es sich dabei um Pektine, also um Kohlenhydrate. Es gibt Mediziner, die behaupten, dass die Gelierstoffe aus der Schale der Zitrone oder des Apfels sehr gut für die Knochen seien. In diesem Fall haben sie sich getäuscht und sind nur nach dem Aussehen gegangen. Sie haben nicht auf den Aufbau der Stoffe geachtet, obwohl es das ist, was zählt.

Damit Sie besser verstehen, warum sich die Kollagene so ähneln und warum man sie in einer dreikettigen Form als Tropokollagen oder als einkettiges Kollagen finden kann, sollten Sie wissen: Sie bestehen zu 33 Prozent aus Glykolen (also der kleinsten Aminosäure, die es gibt und die nur zwei Kohlenstoffatome hat) und zu weiteren 21 Prozent aus Prolin und Hydroxyprolin. Letzteres entsteht durch Hydroxilierung, wenn sich das Prolin, also die Ausgangsform dieser Aminosäure, in die Kette einfügt. Aus diesem Grund war es auch völliger Unsinn, Patienten bei der Behandlung von Arthrose Hydroxyprolin zu verabreichen, wie man es früher tat.

Phosphor

Wenn wir Phosphor über die Ernährung zu uns nehmen, dann in Form von Lecithin. Dieses Molekül enthält zwei Fettsäuren, die den fettlöslichen Anteil darstellen, sowie eine Gruppe von Phosphat und Cholin, wobei es sich um einen Aminoalkohol handelt, einen Vorläufer des Neurotransmitters (Überträger von Nervensignalen) Acetylcholin. Die durch die Kette veresterte Phosphatgruppe bildet den wasserlöslichen Teil des Moleküls.

Als wir noch Hirn, Innereien und viele Eier aßen, allesamt Nahrungsmittel mit dem höchsten Phosphorgehalt, war auch die Phosphorkonzentration im Blut ausreichend hoch. Aber heute? Wer isst denn noch Hirn, Hoden, Bries, Leber und viele Eidotter? Niemand möchte seinen Blutkreislauf gefährden.

Außerdem ist das Lecithin im Gehirn Dipalmitoyl-Phosphatidylcholin, das heißt, bei seiner Bildung bleiben zwei Palmitoyl-Reste übrig, wobei es sich um eine gesättigte Fettsäure handelt.

Es stimmt, dass Lecithin in den Zellwänden aller Lebewesen vorkommt, aber ohne Zweifel nehmen wir weniger davon zu uns als früher, wo wir noch «alles» aßen, vor allem eben Innereien.

Der Mangel kann durch die Einnahme von Sojalecithin behoben werden, das zusätzlich den Vorteil hat, dass seine zwei Fettsäuren ungesättigt sind. Das liegt daran, dass Sojalecithin aus einer Kette aus Öl-, Linol- und Phosphorsäure besteht. Dies bedeutet, dass es über ein Molekül mit Ölsäure verfügt, also eine Omega-9-Fettsäure, die einfach ungesättigt ist, und über eines mit Linolsäure, die zweifach gesättigt ist, also eine Omega-6-Fettsäure.

Außerdem müssen wir uns daran erinnern, dass uns unsere Ernährung heutzutage nicht nur mit weniger Phosphat als früher versorgt, sondern auch mit weniger Eisen und viel weniger Vitaminen der B-Gruppe, genau aus den Gründen, die ich vorhin schon angeführt habe. Ich werde diesen Punkt etwas später noch ausführlicher erklären. Jene Nahrungsmittel, die am meisten Vitamin B (eine Gruppe, die aus acht Vitaminen besteht) enthalten, sind Bierhefe, Leber, Herz, Nieren, Blut und rotes Fleisch – und das sind zufälligerweise auch jene Nahrungsmittel, die am meisten Eisen enthalten.

Das heißt, wenn jemand behauptet: »Ich esse alles, mir fehlt es an nichts«, dann ist das meistens ein Trugschluss, weil sich kein Erwachsener heutzutage insofern um seine Gesundheit kümmert, als er wirklich »alles« isst.

Und ich erinnere auch daran, dass im Hinblick auf Nährstoffe auch Vitamin A und D aus der heutigen Ernährung verschwunden sind, weil man sie eben zum Großteil in tierischen Fetten findet, die viele Menschen aus ihrer Ernährung gestrichen haben.

Um zurück zum Phosphor zu kommen: Lecithin kann man auch supplementieren, entweder als Granulat oder in Kapselform, was beispielsweise für Reisen praktischer ist.

Und weil ich Ihnen die Verbindung dieser Formel genannt und erklärt habe, dass die Moleküle sowohl fett- als auch wasserlöslich sind, verstehen Sie nun, warum kleine Fettmoleküle in den Verdauungssäften im Zwölffingerdarm enthalten sind, von dort kommen sie in die Galle. Diese wandelt sie in Ampulla Vateri (benannt nach dem deutschen Anatomen Abraham Vater) um, die aus Wasser, Säuren und Gallensalzen, Cholesterin und Lecithin besteht.

Der Chymus, der saure Speisebrei, der den Magen verlässt, enthält Fette in kleinen Dosen, dank des Verdauungsprozesses, den diese bereits durchlaufen haben. Danach, im Darm, ist es das Lecithin, das die freien Fette noch hält. Die Lipasen, die Verdauungsenzyme, verarbeiten die Fette, indem sie das Glycerin von den Fettsäuren in der Position 1 und 3 trennen. Das 2-Monoglycerid, das übrig bleibt, ist imstande, die natürliche Darmbarriere zu überwinden, ebenso wie die Fettsäuren. Nun kommt der wichtige Teil: In der gleichen Darmwand bildet sich dann Fett. Es ist sehr wichtig, das im Hinterkopf zu behalten, weil es kaum erklärt wird und es bedeutet, dass – wenn wir festes Fett zu uns nehmen –, wir ein Molekül im Blut haben, das zu einer Arterienverhärtung führen kann. Wenn wir Öle zu uns nehmen, kommt flüssiges Fett ins Blut, das den Fluss des Bluts in den Adern nicht behindert.

Wenn wir nun an einer Arterienverhärtung ohne Verkalkung leiden, kann Lecithin die gesättigten Fette Molekül für Molekül davontragen und so die Verengungen des betroffenen Gefäßes beseitigen. Das braucht aber Zeit und eine Ernährung, die reich an mehrfach gesättigten Fettsäuren ist, und das lässt sich machen. Außerdem muss die Ernährung zuckerarm sein. Eine andere Wirkungsweise von Lecithin ist, dass seine Fettsäure in Position 2 (oder b, je nach verwendeter Nomenklatur) das Molekül ist, welches das Cholesterin durch Veresterung in HDL-Cholesterin umwandelt.

Ich erinnere daran, dass Ester bei der Verbindung einer Säure (organisch oder anorganisch) und eines Alkohols entsteht. Daher ist das veresterte Cholesterin das, was von den Medizinern als »gutes Cholesterin« bezeichnet wird, weil das überschüssige Cholesterin durch die HDL (High Density Lipoproteins, Lipoproteine hoher Dichte) zur Leber transportiert werden, also zu dem Organ, das genau diesen Überschuss eliminiert, indem es ihn in Gallensäure umwandelt.

Damit diese chemische Reaktion stattfinden kann, wird Vitamin C benötigt. Wenn große Teile des Cholesterins nicht umgewandelt werden oder wenig Lecithin in der Galle vorhanden ist, kann das Cholesterin nicht in mizellarer Form gehalten werden und bleibt nicht flüssig, sondern wird fest. So bilden sich die sogenannten Gallensteine.

Diese Erscheinung hat aber nichts mit den Steinen zu tun, die sich in der Niere bilden und die für gewöhnlich aus Kalziumsalzen (Calciumoxalat) bestehen und wo auch Phosphat und Urinsalze ausfällen können (gelöste Stoffe in Form von Kristallen, Flocken, Tröpfchen ausscheiden).

Außerdem bietet uns Lecithin den lebenswichtigen Mikronährstoff Cholin, den Vorläufer von Acetylcholin (Neurotransmitter), worauf ich bereits zu Beginn des Kapitels hingewiesen habe.

Magnesium

Für das, was ich im Folgenden kurz erörtern werde, habe ich die schärfste Kritik einstecken müssen, aber auch die größten Glückwünsche meiner Karriere, seit ich mich mit dem Thema beschäftige. Bei Magnesium handelt es sich um einen Mineralstoff, den wir in immer geringeren Mengen zu uns nehmen, aus Gründen, die man leicht nachvollziehen kann. Viele, die in der Theorie gut über Ernährung Bescheid wissen, wollen diese Gründe trotzdem einfach nicht wahrhaben.

Bis zum 20. Jahrhundert wurden die Böden mit natürlichem Dünger angereichert. Damit gab man dem Boden zurück, was ihm durch die Ernte entzogen wurde. Außerdem ließ man bei nährstoffarmen Böden oder bei Landwirtschaften mit niedrigem Gewinn die Äcker oft brachliegen, das heißt, dass ein oder mehrere Jahre lang nichts angebaut wurde, damit sich der Boden wieder erholen konnte.

Bedenken Sie, dass die Witterungseinflüsse der Atmosphäre, wie Kälte, Eis und Wasser, gemeinsam mit den chemischen Wirkstoffen der Luft, wie zum Beispiel Kohlendioxid und Sauerstoff, Steine verwittern lassen und so jene Nährstoffe frei werden, die die Pflanzen brauchen. Dabei handelt es sich um 16 chemische Elemente. Außerdem wurden ab und zu Hülsenfrüchte angebaut. In ihren Wurzeln leben Bakterien, die den atmosphärischen Stickstoff in Stickstoffnitrat umwandeln können. Die Wurzeln wurden später vergraben, um die Humusschicht des Bodens zu verstärken. So wurde eine höhere Fruchtbarkeit erzielt, da diese Reste die lockere (sandige) Erde verdichteten und die schweren (tonhaltigen) Böden lockerten und so die physischen und chemischen Eigenschaften der Ackerböden verbesserten.

In den 1920er-Jahren haben es die Deutschen geschafft, Ammoniak zu synthetisieren, und zwar aus dem Stickstoff in der Luft, der kostenlos vorhanden ist, sowie aus dem Wasserstoff, den man durch Elektrolyse aus Wasser gewann, was in den Ländern sehr günstig ist, in denen die Elektrizität ebenfalls günstig ist. Dieser Ammoniak, der von Schwefelsäure aufgenommen wird, wurde zum ersten chemischen Dünger der Geschichte der Menschheit, zu Ammoniumsulfat. Auf diesen schwefelhaltigen Stickstoffdünger folgten die Superphosphate, die wasserlösliche, schwache Säuren waren und die man erhielt, indem man Kalziumphosphate mit Schwefelsäure verband.

Danach verwendete man auch Kaliumsulfat und so kamen wir zu Düngemitteln, die hauptsächlich Stickstoff, Phosphor, Kalium und manchmal Schwefel und Kalzium enthielten.

Pflanzen entziehen dem Boden im Durchschnitt 20 Kilogramm Magnesium pro Hektar und Jahr. Diese Tatsache hatte man jedoch nicht berücksichtigt, weil man zudem glaubte, dass Magnesium ein Stoff sei, um Chlorophyll zu bilden, und die grünen Blätter daher ein Indikator dafür wären, dass sie über ohnehin genügend Magnesium verfügten.

Aber heute wissen wir, dass nur ungefähr vier Prozent des Magnesiums genutzt werden, um Chlorophyll zu bilden und der Großteil des Mineralstoffs in den Samen vorkommt.

Wie konnte es zu so einer Fehleinschätzung kommen? Weil wir Chemiker keine gute Analysemethode hatten, um dieses Element zu bestimmen! Selbst heute verlasse ich mich nicht auf die Werte, die mir mitgeteilt werden. Außerdem sind die Magnesium-Sollwerte bei Blutuntersuchungen in meinen Augen nicht korrekt. Als normal wird ein Wert zwischen 1,6 und 2,6 Milligramm pro Deziliter (mg/dl) Blut angesehen, aber dem ist nicht so, der Sollwert liegt zwischen 2,2 und 2,6 Milligramm.

Dieser Wissensmangel über die Rolle von Magnesium bei Pflanzen, gemeinsam mit der Schwierigkeit, diesen Mineralstoff nachzuweisen, und zusätzlich noch die Dummheit von jenen, die behaupten, »alle Böden sind reich an Magnesium«, haben zu jener Situation geführt, die ich in diesem Kapitel zusammenfassen möchte.

Zunächst ist es sehr interessant, die Zusammensetzung der Erdkruste zu kennen. Sie besteht aus der kontinentalen und der ozeanischen Erdkruste, Letztere nennt man auch SiMa. Sie besteht aus Mineralen, die reich an Eisen und Magnesium sind, deswegen nennt man sie auch »mafische« oder »dunkle« Minerale, was eben auf diese Bestandteile hinweist (ma steht für Magnesium und fe für Eisen). Zu den am häufigsten vorkommenden mafischen Mineralen zählen Olivin, Augit und Hornblende, außerdem schwarzer Glimmer (Biotit). Zu den Gesteinen, die aus diesen Mineralen entstehen, gehören im Wesentlichen Peridot, Dunit, Gabbro, Basalt und Diabas.

Die Minerale, die, um es einmal so auszudrücken, über diesem Fundament »treiben«, sind normalerweise hell gefärbt und werden in erster Linie aus Natrium-, Kalium- und Kalzium-Aluminiumsilikaten gebildet. Es gibt auch hellen Glimmer aus der Muskovit-Reihe, die reichhaltigsten Gesteine dieser Art sind Granit, Syenit und Diorit. Dabei handelt es sich um Tiefengesteine (auch Intrusivgesteine genannt). Das heißt, sie haben sich im Inneren der Kruste verfestigt und weisen eine grobkörnige Struktur auf, weil es lange Zeit gedauert hat, bis sich Kristalle geformt haben. Wenn das Gestein schneller abkühlt bzw. kristallisiert, dann nennt man es Ergussgestein (oder auch Extrusivgestein). Beispiele dafür sind Rhyolit, Trachyt und Andesit.

Aber im Verlauf der fast fünf Milliarden Jahre, die unser Planet schon existiert, kam es zu Prozessen, die den Meeresboden angehoben haben und so Berge entstehen ließen, während gleichzeitig auch Witterungseinflüsse und die Strömungen der Flüsse zu Verlagerungen und weiteren Veränderungen der Erdkruste führten.

Daher gibt es neben den magmatischen Anbauflächen (aus Magma bestehend) auch Ackerböden, die aus kalkhaltigen, tonhaltigen oder sandigen Sedimenten oder einer Mischung daraus bestehen. Aber, um wieder zu dem zurückzukommen, was uns interessiert: Wo gibt es Gestein, das reich an Magnesium ist? In den Böden Grönlands und der skandinavischen Länder, weil sie am Fuß jener Berge liegen, die sich bei der ersten Gebirgsbildung formten und die bereits von den Witterungseinflüssen zerstört wurden. Von dort stammen die Peridotite und ähnliche Materialien wie Dunit und Gabbro, die man auch Schwedischer Marmor nennt. Sie werden wegen ihrer Schönheit und Unveränderlichkeit sehr geschätzt, da Marmor nicht die Widerstandsfähigkeit der Silikate gegen Reibung oder Witterungseinflüsse aufweist.

Diese Gesteine, die Magnesium enthalten, bilden keine Anbauflächen. Sie werden ob ihrer Pracht speziell im Bauwesen und für Ornamente genutzt. Außerdem kommen sie in einer Höhe vor, in der quasi nur Flechten überleben.

Vom Grab Kaiser Napoleons I., das sich seit 1840 unter der Kuppel des Invalidendoms in Paris befindet, sagt man, dass es aus rotem Marmor sei. Das stimmt aber nicht, und es handelt sich auch nicht um Granit, da dieser bereits abgenutzt aussehen würde. Es besteht aus rotem Porphyr aus Finnland, der chemisch zwar gleich aufgebaut ist wie Granit, aber eine feinere Körnung aufweist. Es handelt sich dabei um ein magmatisches Gestein, das schneller kristallisiert ist als Tiefengestein und durch Glätten und Polieren eine Formvollendung erlangt.

Wenn Sie neugierig geworden sind, wer die großartige Idee hatte, dieses Porphyrgrab zu schaffen: das war Architekt Louis Tullius Joachim Visconti, und wir wollen auch nicht auf den Architekten der wunderbaren Invalidendom-Kuppel aus der Zeit des »Sonnenkönigs« Ludwig XIV. vergessen, Jules Hardouin-Mansart.

Lassen Sie uns nun wieder zum Kernpunkt unseres Interesses zurückkehren, dem Magnesiumanteil der Nutzflächen.

Die vulkanischen Böden von dunkler Farbe sind ebenfalls magnesiumreich und sehr fruchtbar. Wenn das Klima es erlaubt, können großartige Erträge erzielt werden. Viele der Böden, die wir bestellen, stammen aus der Verwitterung von Granitgestein. Wenn schwarzer Glimmer enthalten ist, kommt auch Magnesium als Nebenbestandteil vor. Wenn der Glimmer hell ist, wie zum Beispiel in Galizien (Westukraine/Südpolen), ist der Magnesiumanteil im Boden sehr gering. Und das, was wir den Böden entziehen, wird dort, wo der »15-15-15-Dünger« (Mehrnährstoffdünger) verwendet wird, auch nicht ersetzt.

Nun ja, wenn Sie mir auf dieser Reise durch verschiedene Regionen, mit einem kurzen Zwischenaufenthalt in Paris, gefolgt sind, sind Sie sicherlich auch zu dem Schluss gekommen, dass wir immer weniger Magnesium über unsere Ernährung zu uns nehmen, da auch die Böden immer weniger Magnesium enthalten.

Und jetzt werden Sie sich fragen: Welche Nahrungsmittel sind denn besonders magnesiumreich? Das Lebensmittel, das am meisten Magnesium enthält (sogar das Doppelte von denen, die hier noch folgen), ist Kakao. Er wird hauptsächlich auf vulkanischen Böden in Mexiko, Venezuela und Kolumbien angebaut sowie auf Böden, die quasi noch jungfräulich und nicht am alten Kontinent Europa zu finden sind und auch nicht in den ehemaligen Herrschaftsgebieten des römischen Imperiums oder Karthagos (im heutigen Tunesien).

Kakao war etwa in Mexiko so hochgeschätzt, dass man die Bohnen als Zahlungsmittel verwendete und dass Könige und andere einflussreiche Personen ihn als kräftigenden Aufguss zu sich nahmen.

Wir müssen berücksichtigen, dass wir Europäer einst nicht nur Kakao aus der »Neuen Welt« mitbrachten, sondern auch Kartoffeln, Mais, Tomaten und Paprikaschoten, während wir unter anderem Zucker und Pferde dorthin beförderten. Als Kakao dann in weiterer Folge in Mexiko von den Europäern auch verarbeitet wurde, dachten Mönche eines Klosters in Oaxaca im Süden Mexikos, dass der Kakao noch besser schmecken würde, wenn man ihn mit Zucker vermischte. Gesagt, getan, und daraus entstand die Schokolade, der binnen kürzester Zeit auch in Spanien, Frankreich, Italien und anderen Ländern großer Erfolg beschieden war. Die Schokolade gelangte auch an den Hof Ludwigs XIII. (1601–1643), und zwar durch seine Frau, die spanische Prinzessin Anna von Österreich. Sie war die Tochter Philipps III. von Spanien und hatte die Angewohnheit, gern Schokolade zu essen. Die Leckerei wurde mit großer Freude vom Kanzler des Königs, Kardinal Richelieu, und von seinem Bruder, dem Erzbischof von Lyon, übernommen und damit vom ganzen Hof und jenen, die über genügend Mittel verfügten, um sich Schokolade leisten zu können.

Mazarin, der Nachfolger Richelieus unter der Regentschaft von König Ludwig XIII., ließ einen Konditor aus Italien kommen, der die Schokolade nach seinem persönlichen Geschmack zubereitete. Damals war es auch üblich, Stimulanzien und Gewürze wie Zimt oder Vanille dazuzumischen, und Männer fügten sogar Ambra hinzu.

In der Zeit Ludwigs XV. hieß es auch, dass seine Mätresse, die Marquise de Pompadour, sehr spezielle Schokolade zu sich nehmen würde (die angeblich aphrodisierend wirkte). Im Gegensatz dazu ließ die Gemahlin Ludwigs XVI., Marie Antoinette, eine »Gesundheitsschokolade« für sich anfertigen, die nur aus Kakao und Zucker bestand.

Da die Klöster die ersten Schokoladehersteller waren, entbrannten richtige Debatten im Hinblick auf Religion und Ernährung. Zum Beispiel vertraten einige die These, dass das vorgeschriebene Fasten nicht gebrochen wurde, wenn die Schokolade flüssig eingenommen wurde. Die Kompromissloseren vertraten hingegen die Meinung, dass Schokolade eine feste Substanz war und nur dann gegessen werden durfte, wenn Essen generell erlaubt war.

Es gab die Regel, dass nur Mönche ab einem bestimmten Alter Schokolade genießen durften, also keine jungen Mönche. In manchen Klöstern wurde es so gehandhabt, dass Schokolade jenen vorbehalten war, die intellektuellen Arbeiten nachgingen, wodurch die meisten anderen Laienbrüder nichts abbekamen. Zudem handelte es sich bei Schokolade um ein teures, kostbares Lebensmittel.

In der Tat erinnert man sich auch daran, dass der Herzog von Alburquerque, der sich dem Kakaoimport nach Spanien verschrieb, den Kakao zuweilen beim Zoll zurückhielt, um die nötigen Dukaten für die Steuern zusammenzubekommen. Der König nutzte angesichts der großen allgemeinen Vorliebe für Schokolade die Situation, um Steuern auf die wertvollen Samen aus Amerika einzuheben.

100 Gramm Kakaopulver enthalten zwischen 450 und 500 Milligramm Magnesium. Weitere magnesiumreiche Nahrungsmittel sind Mandeln, Sojamehl, Erdnüsse, Walnüsse und Hülsenfrüchte. Spinat und andere Blattsalate hingegen enthalten maximal 50 Milligramm Magnesium pro 100 Gramm.

Nicht nur der Magnesiumreichtum, den wir in diesem Kapitel behandeln, ist bei Kakao interessant. Dieses Nahrungsmittel weist auch einen hohen Phosphor- und Eisengehalt auf. Das Wissen darum macht es nachvollziehbar, warum viele Menschen, auch Schwangere, eine Leidenschaft für Schokolade entwickeln. Sie sprechen von der »Notwendigkeit, sie zu essen«, und es stimmt, weil diese Nährstoffe so wichtig für sie sind. Schokolade enthält auch Theobromin, das eine anregende Wirkung auf das Nervensystem hat und dessen chemische Verbindung dem Teein und dem Koffein sehr ähnlich ist.

Das Wort »Theobroma cacao«, also der wissenschaftliche Name des Kakaos, bedeutet Götternahrung. Ich möchte Ihnen eine Anekdote erzählen, die sich 1684 an der Sorbonne, der Pariser Universität, zugetragen hat und scheinbar der Grund dafür ist, warum der Kakao diesen Namen trägt, oder zumindest glauben das einige (vor allem in Frankreich).

Ein Arzt namens Foucault (wie der mit dem Pendel, nur zwei Jahrhunderte früher) präsentierte eine Abhandlung über den Kakao und dessen Bedeutung »ad usus salubris« (zum gesundheitlichen Nutzen); als er mit dem Vortrag fertig war, beschied der Präsident des Gerichts (er hieß Bachot): »Weder Nektar noch Ambrosia, sondern eine gut gemachte Schokolade ist die echte Götternahrung.« Es ist möglich, dass der schwedische Naturforscher Carl von Linné von dieser Anekdote erfuhr oder vielleicht auch, dass ihm die Schokolade selbst sehr schmeckte und er befand, sie müsse diesen Namen tragen.

Mittlerweile gibt es viele »Schokoholics«, also Menschen, vor allem Frauen, die nach Schokolade süchtig sind, und ich habe gelesen – auch wenn mir das etwas übertrieben vorkommt –, dass es eigene Kurorte gibt, die sich auf die Heilung dieser bestimmten Sucht spezialisiert haben.

Wenngleich es sehr angenehm ist, einen Magnesiummangel ausschließlich mit Nahrungsmitteln zu beheben, die aus Kakao gemacht sind, geht das nur einen Tag lang gut, denn am nächsten Tag fühlt sich die Zunge unweigerlich pelzig an.

Es versteht sich von selbst, dass Schokolade kein Allheilmittel ist. Sie enthält auch viel Triglyceride, genauer gesagt die Kakaobutter, die man auch als »weiße Schokolade« kennt und die kein Erwachsener in einem heißen Land wie Spanien zu sich nehmen sollte. Außerdem enthält Schokolade meist viel Zucker, und manche berichten, dass es bei ihnen nach dem Konsum zu Hautunreinheiten kommt.

Üblicherweise ergänzt man die Ernährung von Personen, die Symptome eines Magnesiummangels aufweisen, mit 300 bis 400 Milligramm des Ions Mg^{++} täglich, aufgeteilt auf drei Einnahmen. Liegt ein schwerer Magnesiummangel vor, geben etwa deutsche Neurologen zwischen 600 und 800 Milligramm pro Tag, und in einigen Fällen erhöhen sie die Dosis sogar auf bis zu 1400 Milligramm. Auch in den USA gibt es Mediziner, die 700 Milligramm pro Tag empfehlen, etwa bei Darmerkrankungen, wie Morbus Crohn oder Colitis ulcerosa.

Heutzutage wird empfohlen, Magnesium als Chlorid oder als Carbonat in komprimierter Form oder Letzteres auch als Pulver einzunehmen. Es ist aber auch als Magnesium-Lactat, -Oxid oder -Hydroxid erhältlich.

Man muss darauf achten, wie viel Mg^{++} in den Tabletten enthalten ist, das kann zwischen 250 und 800 Milligramm liegen, je nachdem auch, an welchen Symptomen man leidet.

In meinem Heimatland Spanien wird proteinarm gefrühstückt, und auch am Abend mangelt es vielen Mahlzeiten an Protein, vor allem, wenn diese von Frauen zubereitet werden. Es gibt Kapseln, die eine Kombination aus Magnesium und Kollagen anbieten. Empfohlen wird, je drei bis fünf Kapseln zum Frühstück und zum Abendessen einzunehmen, wobei es davon abhängt, wie ausgewogen die Mahlzeiten sind (also je weniger Protein darin vorkommt, desto mehr Kapseln) und wie groß jemand gewachsen ist. Junge, große Menschen (egal ob Jungen oder Mädchen) mit Problemen mit den Sehnen oder Schmerzen in den Knien, Ellbogen, Nacken, Taille oder Hüften können jedes Mal fünf Kapseln einnehmen. Das erzeugt einen ähnlichen Effekt, als würden sie Magnesium mit Lamm- oder Schweinsfüßchen, die in Kalbsbrühe gekocht wurden, einnehmen. Und das ganz ohne Fett! Und daher ohne die Gefahr, an Gewicht zuzulegen.

Mich bestürzt es immer, wenn ich im Radio höre, dass dieser oder jener Fußballspieler sich beim Training verletzt hat. Als ich jung war, waren etwa die Schuhe der Sportler noch nicht so gut wie heute, aber trotzdem konnte man sich auf den Sturm von Athletic Bilbao immer verlassen. Die Spieler – es waren immer dieselben Stammspieler – scheiterten nicht, und die ganze Fußballfanwelt, egal wo, kannte diesen berühmten Sturm, der aus Iriondo, Venancio, Zarra, Panizo und Gainza bestand. Aber nicht nur die Fußballfans, sondern auch wir wussten Bescheid, die wir uns nicht so für Fußball interessierten, weil alles so oft wiederholt wurde, dass wir es bis zum Finale auch mitbekamen.

Wie weiß man, ob jemand unter Magnesiummangel leidet? Zum Beispiel anhand folgender Symptome: Beklemmungsgefühl, Unruhe, Verwirrtheit, Verlust von Reflexen. Das ist darauf zurückzuführen, dass Magnesium gemeinsam mit ATP (Adenosintriphosphat; Energieträger in Zellen) in die Bildung von Neurotransmittern und Neuromodulatoren eingreift, ebenso in die Wiederherstellung des Membranpotenzials und in den Erhalt des Aktionspotenzials (auch elektrische Erregung einer Zelle genannt).

Zudem ist Magnesium, wiederum gemeinsam mit ATP, notwendig, um den Muskel mit Kalium zu versorgen und das Natrium und Kalzium zu entfernen, die während des Zusammenziehens des Muskels eindringen. Daher kann es bei Magnesiummangel auch zu Verspannungen, Krämpfen, Steifheit und Verhärtungen im Nackenbereich kommen sowie zu Krämpfen in der Speiseröhre, im Magen und in den Eingeweiden, weiterhin zu einem Gefühl von Atemnot und in manchen Fällen sogar Todesangst, Herzrhythmusstörungen, Herzrasen und Extrasystolen (Herzstolpern).

Magnesium spielt eine zentrale Rolle bei der Proteinsynthese, und zwar nicht nur in unserem Körper, sondern bei allen Lebewesen. Wenn uns die korrekte Menge Magnesium fehlt, schädigt dies in der Folge das Gewebe, weil ungefähr vierzig Prozent des Körperproteins aus Kollagen bestehen. Daher wirkt es sich dort zuallererst aus. Ebenso kann es zu Verdauungsbeschwerden kommen, da auch nicht mehr die notwendige Anzahl an Verdauungsenzymen hergestellt werden kann. Daher passiert es häufig, dass man etwa nach dem Genuss von viel Obst unter einem Blähbauch leidet. Das ist kein Wunder, denn da all die Enzyme aus Protein bestehen, wird kein Pepsin, Trypsin oder Erepsin produziert, wodurch es statt zur Verdauung zu Gärungen kommt und sich störende Gase bilden.

Um auf die Kollagene zurückzukommen: Sie sind auch grundlegender Bestandteil der Gewebe des Stützapparats, also von Knochen, Knorpeln und Sehnen, demnach nichts, was man zum Überleben braucht. Schon in der Schule wird gelehrt, »dass das

Skelett der Stützapparat und die Reserve des Organismus ist«. Sein Verfall gefährdet das Leben nicht, und daher greift das Gehirn, wenn es Nährstoffe braucht, die durch die Ernährung nicht ausreichend zugeführt werden, auf den Stützapparat zurück. So entstehen letztendlich Sehnenentzündungen, Bänderrisse, Arthrose und Osteoporose.

Wenn der Mangel schwerwiegend ist, führt er auch leicht zu Blutergüssen, Zahnfleischbluten, Bandscheibenvorfällen, Gastritis, Divertikeln im Darm, Reizdarm, vorzeitiger Hautalterung, brüchigen Nägeln und Haaren oder zu Haarausfall. Außerdem fühlt man sich oft unerklärlich müde, man träumt, dass man fällt, man fühlt einen Druck auf der Brust oder entwickelt Tics, wie ein zuckendes Augenlid.

Kommen wir nun zu einem kaum bekannten Zusammenhang: Magnesiummangel kann auch zu erhöhtem Blutdruck führen, wobei der untere (diastolische) Wert häufig hoch ist. Das ist darauf zurückzuführen, dass sich die Muskulatur der Arterien ebenfalls verspannt.

Und wenn der Magnesiumgehalt im Urin sehr gering ist, kristallisieren die Kalziumsalze (Calciumoxalate) und bilden so Nierensteine, die sich manchmal noch mit Phosphaten und Harnsalzen verbinden.

Ein häufiges Gegenargument lautet, dass Magnesiumgabe zu Nierensteinen führt. Dabei handelt es sich aber um eine extrem seltene Ausnahme (ich persönlich kenne nur einen Fall), und zwar dann, wenn eine Infektion mit Proteus-Bakterien vorliegt, da dadurch Ammoniak entsteht und Ammoniummagnesiumphosphat ausgefällt wird.

Indessen hilft Magnesium bei einer Blasenentzündung (wenn man gleichzeitig Proteine einnimmt), Antikörper zu produzieren. Diese sind nötig, um die Escherichia coli im Zaum zu halten, die normalerweise der Auslöser für eine Blasenentzündung sind.

Denken Sie daran, dass es ohne Magnesium kein Leben auf der Erde geben würde, so wie wir es kennen, da es das zentrale Atom von Chlorophyll ist. Dieses ermöglicht es, die Strahlenenergie aufzunehmen, in chemische Energie umzuwandeln und im ATP zu speichern und, wenn es gebraucht wird, auch zu verwenden.

Es ist verwunderlich, dass die Arbeiten zu diesem Thema so wenig beachtet werden, obwohl sie so wichtig dafür sind, dass die Vitalfunktionen normal ausgeübt werden können.

Vitamin C

Die Chemiker nennen es Ascorbinsäure, für die Ärzte aus alter Zeit war es die Substanz, die man in frischem Obst gefunden hatte und deren Mangel bei Seemännern, die oft monate- oder gar jahrelang kein Land sahen, zum gefürchteten Skorbut führte.

Skorbut wird normalerweise als Krankheit beschrieben, bei der sich das Zahnfleisch zurückbildet, wodurch in weiterer Folge auch die Zähne ausfallen und in deren Verlauf es zu riesigen Blutergüssen kommt. Ich habe ein Foto eines Mannes gesehen, bei dem der ganze Rücken blau verfärbt war.

Als ich über Vitamin C beziehungsweise Skorbut las, drängte sich mir gleich der Gedanke auf, dass die Betroffenen sicher auch Schmerzen in den Gelenken und Probleme mit ihrem Stützapparat hatten. Und ich fand tatsächlich in der Beschreibung eines Arztes der englischen Marine Folgendes: Zu den bereits genannten Symptomen kamen bei den an Skorbut leidenden Seeleuten auch noch Gelenkschmerzen hinzu. Julius Cäsar erzählt in seinen »Aufzeichnungen zum Gallischen Krieg«, dass vielen Legionären, die lange Zeit in dem Gebiet verbrachten, das wir heute als Norden Frankreichs kennen, »die Knie austrockneten«.

Aber warum kam und kommt es immer noch zu diesen Problemen? Weil man, um die Tropokollagenketten zu bilden, nicht nur drei Peptidketten braucht, sondern auch das Reduktionsmittel Vitamin C, um Prolin in Hydroxyprolin umzuwandeln. Mit diesen Molekülen werden Wasserstoffbrücken geformt, die diese ersten Peptidketten zusammenhalten und so die Helix bilden.

Die Sehnen, Knochen und Knorpel sind aus Kollagen gemacht. Und ich glaube, es ist an der Zeit, sich wieder vor Augen zu führen, dass sich dieses Protein auch zu großen Teilen im Zahnfleisch, in den Gefäßwänden, den Wänden des Magen-Darm-Trakts und auch unter der Haut befindet.

Wenn Sie das beachten, was ich bislang gesagt habe, weil Sie Probleme mit Ihrem Stützapparat haben, werden Sie sehen, wie Ihre Beschwerden nachlassen. Noch viel schneller werden Sie eine Verbesserung der Situation an Ihren Nägeln, an Haut und Haar erkennen, weil sich diese Gewebearten viel schneller regenerieren als zum Beispiel Knochen, Knorpel und Sehnen.

Welche Nahrungsmittel enthalten am meisten Vitamin C? Vorrangig Orangen, Zitronen, Pomelos, Kiwis, Tomaten, Erdbeeren, Ananas, Mangos und Papayas sowie direkt gepresste Säfte aus diesen Früchten. Es ist sehr einfach, sich mit Vitamin C zu versorgen, denn selbst wenn man nicht zu Hause isst, kann man sich mühelos Obst in praktischen Behältern oder Säfte mitnehmen.

Fallbeispiele

Wie Sie hier bereits erfahren haben, ist das frühzeitige Altern des Gewebes normalerweise durch die individuelle Ernährung bedingt; gelegentlich und vor allem bei uns in Spanien auch dadurch, dass wenig Wert auf ein ausgewogenes Frühstück gelegt und das Abendessen sehr spät eingenommen wird.

Und gerade weil es so einfach ist, Probleme des Stützapparates zu vermeiden oder Beschwerden zu lindern, falls diese schon vorhanden sind, ist es unverständlich, warum das, was ich bereits seit Jahrzehnten propagiere, kein Gehör gefunden hat – und zwar unter jenen medizinischen Experten, die zum Teil täglich in den Medien auftreten und ihre Meinung an die Öffentlichkeit weitergeben.

Wir müssen außerdem beachten, dass bei dem Großteil der Menschen, die an einer Beeinträchtigung leiden, diese oft durch Probleme mit der Wirbelsäule, den Schultern, der Hüfte oder den Beinen entstehen, und dass dies nicht nur einen großen Leidensdruck für die Patienten bedeutet, sondern auch eine enorme Belastung für die Staatskasse.

Dennoch, mit einigen wenigen Empfehlungen der Ernährungsberater und Ärzte, die ein breites Publikum erreichen, würden sich viele körperliche Schmerzen und die damit einhergehenden Ängste vermeiden lassen.

Sie werden sehen, wie leicht das zu verstehen ist, wenn ich Ihnen von einem Gespräch erzähle, das ich mit einem Klienten geführt habe. Er war 1,85 Meter groß und arbeitete in einer Bank. Diese Anstellung geht mit den üblichen Bankzeiten und Lebensumständen einher, die wiederum zu einem bestimmten Lebensstandard führen, auf den ich nun näher eingehen werde.

Mein Klient wandte sich aufgrund von Empfehlungen einiger Freunde an mich. Man hatte bei ihm einen Bandscheibenvorfall diagnostiziert, und sein Arzt war dagegen, ihn zu operieren. Er wusste schließlich nicht mehr, was er machen sollte, also schickten ihn seine Freunde zu mir.

Ich fragte den Mann, ob der Bandscheibenvorfall auf einen Unfall oder auf große Anstrengungen zurückzuführen gewesen sei. Er verneinte beides und sagte, dass er ein sehr geordnetes Leben geführt und gern Sport betrieben habe. Auch seine Ernährung sei immer sehr gesund gewesen.

Das wiederholte er einige Male und erklärte, dass er und seine Frau viel Gemüse aßen. Er sprach über das Gemüse auf eine Art und Weise, dass es den Eindruck erweckte, als würde eine gute Ernährung nur davon abhängen, wie viel man davon zu sich nimmt. Er stammte aus einer Region, die für ihre reichhaltigen und qualitativ hochwertigen Gemüseerträge bekannt ist.

Trotz alledem, und darauf bestand ich, mussten seine Verletzungen von einem Mangel in der Ernährung herrühren. Ich bat ihn daher, mit mir seinen Tagesablauf im Hinblick auf die Ernährung durchzugehen. »Erzählen Sie mir, was Sie zum Frühstück essen, wie Ihr Mittagessen aussieht, was Sie zu Abend essen und zu welchen Uhrzeiten Sie die Mahlzeiten einnehmen«. Die Frage nach der Uhrzeit überrascht viele, aber Sie werden sehen, wie unglaublich wichtig diese Frage ist.

Und so sah der Tagesablauf meines Klienten aus:
»Ich stehe früh auf, zwischen 6 und 6.40 Uhr, trinke einen Kaffee mit Milch und esse ein Roggenbrot (und er legte sehr viel Wert darauf, dass das Brot aus Roggen war). Dann nehme ich gegen 11 Uhr ein Stückchen Tortilla zu mir (ein spanisches Omelett mit Kartoffeln und Zwiebeln), wirklich nur einen kleinen Snack, und ein Getränk, einen Espresso mit Milch oder im Sommer auch einmal ein Bier. Zu Mittag esse ich Gemüse mit Fleisch oder Fisch und

zum Abendessen normalerweise auch, die Reste wärmen wir meistens am nächsten Tag auf. Im Sommer machen wir uns manchmal auch einen gemischten Salat mit Thunfisch.«

Dann fragte ich ihn weiter:
Wann nehmen Sie denn Ihr Mittagessen zu sich? Um 16 Uhr.
Essen Sie danach auch eine Nachspeise, und wenn ja, welche? Normalerweise ein Joghurt und nach dem Abendessen manchmal auch einen Apfel.
Sie haben mir gesagt, dass Sie gut essen und sich Ihr ganzes Leben lang gut ernährt haben. Wissen Sie, wann die Franzosen eine Zwischenmahlzeit zu sich nehmen? Zu dem Zeitpunkt, an dem Sie Ihre Hauptmahlzeit zu sich nehmen. Die Franzosen haben davor schon ein ausgewogenes Frühstück sowie ein Mittagessen zwischen 12 und 13 Uhr zu sich genommen, oft ein großes Steak.

Achten Sie, liebe Leser, darauf, dass das Mittagessen tatsächlich zur Mittagszeit stattfindet.

Meine weiteren Fragen an meinen Klienten lauteten:
Wann und wie nehmen Sie Vitamin C zu sich? In Wahrheit esse ich kaum Obst.
Trinken Sie denn Fruchtsäfte? Kaum.

Also musste ich ihm noch mehr Fragen stellen:
Haben oder hatten Sie Krämpfe? Ja, vor allem, wenn ich Sport mache.
Haben Sie das Gefühl, dass Sie einen Tic beim Auge haben, der sich verstärkt? Sehr oft.
Haben oder hatten Sie das Gefühl, dass, wenn Sie träumen oder schlafen, fallen oder um sich treten oder die Arme bewegen? Ja, oft, und meine Frau sagt mir, dass ich die Arme bewege, wenn ich schlafe.
Wachen Sie oft müde auf? Ja, auch sehr oft.
Wann gehen Sie zu Bett? Spät.

Nun denn, wenn Sie meine Ausführungen aufmerksam gelesen haben und ich mich klar und deutlich ausgedrückt habe, dann sind Sie in der Lage zu verstehen, warum sich mein Klient in diesem Zustand befand.

Erinnern Sie sich daran, dass die Proteine, wenn sie einmal im Verdauungsprozss sind, nur fünf Stunden lang im Blut bleiben, und dass die Aminosäuren, die in diesem Zeitraum nicht verwendet werden, dann in der Leber in Harnstoff umgewandelt werden, der dann mit dem Urin ausgeschieden wird.

Das heißt, dass mein Klient, der so davon überzeugt war, dass er wunderbar aß, weil er zum Frühstück Roggenbrot und zum Mittag- und Abendessen viel Gemüse zu sich nahm, eigentlich sehr viele Fehler beging, die wir nun aufschlüsseln werden.

Zuallererst ist es so, dass Brot, das aus Roggen gemacht ist, keine wesentlichen Vorteile gegenüber Weizenbrot aufweist. Es gibt viele Leute, die glauben, dass ein seltenes Nahrungsmittel besser als das allgemein verwendete ist, nur weil es eben seltener ist.

Roggen ist ein Getreide, das auf nährstoffarmen (vor allem felsigen) Böden angebaut wird, so wie es sie in Galizien und manchen Regionen Deutschlands gibt, während der Weizen im Anbau eher anspruchsvoll ist. Daher war er früher oft teurer als Roggen, und es gab nicht die Transportmöglichkeiten, über die wir heutzutage verfügen.

Denken Sie daran, dass Roggen traditionell das Getreide war, mit dem das Brot gebacken wurde, das die Armen aßen. Außerdem führte der Verzehr von Roggen, wenn das Mutterkorn des Roggens nicht behandelt bzw. gereinigt wurde, zu Ergotismus (Mutterkornvergiftung). Die Krankheit wurde auch »heiliges Feuer« genannt. Üblicherweise litten nicht die Reichen daran, sondern nur jene, die keinen Weizen anbauen oder kaufen konnten, mit dessen Mehl auch das beliebtere Weißbrot gebacken wurde.

Heutzutage ist die Anzahl der Leute enorm hoch, die glauben, dass manche Nahrungsmittel, die seltener in unserer Ernährung vorkommen, automatisch besser seien. In Wirklichkeit ist es so, dass jene Nahrungsmittel für uns gesünder sind und auch besser schmecken, die regional bei uns angebaut werden, sofern die Böden und das Klima es erlauben.

Nun gut, mein Klient, der sein Haus morgens so glücklich verließ, weil er ein Roggenbrot zu sich genommen hat, übte eine geistig anspruchsvolle Arbeit aus. Er war Buchhalter und brauchte daher Aminosäuren, um Neurotransmitter und Neuromodulatoren zu bilden.

Aber sein Frühstück versorgte ihn nicht mit genügend Aminosäuren. Also, woher nahm der Körper diese? Aus dem Stützapparat.

Es kam der Moment, in dem sein Magen sich beim Kopf »beschwerte« und der Kopf dann den Stützapparat um Nährstoffe bat, aber dieser konnte sie ihm nicht ausreichend geben und begann Nein zu sagen.

Also ging mein Klient zur nächstgelegenen Bar, nahm aber nur »einen Bissen« zu sich. Und weil ihn seit einiger Zeit die Knie schmerzten und man ihm gesagt hatte, dass er nicht weiter zunehmen dürfe, gab er sich damit zufrieden und trank noch etwas, um den Bauch zu beruhigen.

Dann ging er wieder zurück zur Arbeit, für die er Proteine, Phosphor, Magnesium und Vitamin B (für das Nervensystem) brauchte. Allesamt Stoffe, die ihm seine Ernährung nicht in dem Ausmaß zur Verfügung stellte, wie er sie benötigt hätte. Nun ging es bei ihm also wieder an die Arbeit, und ich bin mir sicher (aber ich habe ihn nicht danach gefragt), dass ihm nach ungefähr zwei Stunden die Arbeit schwerfiel und er das, was warten konnte, für den nächsten Tag liegen ließ.

Die Menschen, die um 15 Uhr das Büro verlassen, und viele von denen, die nicht vor 16 Uhr etwas essen können, bereiten mir große Sorgen. Daher möchte ich betonen, wie wichtig es ist, dass jene ein ausgewogenes Frühstück zu sich nehmen, die so einer Arbeitsstruktur ausgesetzt sind und möchten, dass es ihnen im Alter gut geht.

Mein Klient wiederum aß außerdem kein Obst zum Nachtisch, sondern ein Joghurt und manchmal, zum Abendessen, einen Apfel. Aber worin ist Vitamin C enthalten? Überwiegend in Zitrusfrüchten, Tomaten, Kiwis, Erdbeeren, Ananas und den entsprechenden Fruchtsäften.

Wann und wie also nahm mein Klient, über den wir hier sprechen, diesen lebenswichtigen Nährstoff zu sich? Anscheinend nur rein zufällig.

Überdies, und es ist normal, dass er das nicht wusste, wiesen seine Krämpfe, Tics und die morgendliche Müdigkeit (selbst in der Freizeit und im Urlaub, nach acht oder zehn Stunden Schlaf) auf einen deutlichen Magnesiummangel hin.

Was also empfahl ich ihm? Die Einnahme von vier Kollagen-Kapseln mit Magnesium und Vitamin C mit einem Glas Milch, weiterhin ein zweites, ausgewogenes Frühstück mit einem Sandwich, das er zu Hause vorbereiten konnte, mit einer Tortilla, oder mit 60 bis 80 Gramm Kochschinken oder Putenbrust, oder mit 50 Gramm luftgetrocknetem Schinken oder Speck, oder 30 bis 50 Gramm Schinken mit Käse (Gruyère, Emmentaler). Natürlich auch Säfte für die Arbeit; es reichen die, die man im Handel bekommt. Ich betonte, wie wichtig es sei, die Sandwich-Mahlzeit ernst zu nehmen, und um 16 Uhr sei es nicht Zeit für das Mittagessen, sondern für eine neue Zwischenmahlzeit.

Einmal war ich vor vielen Jahren in Paris, wo ich 15 Tage mit Freunden verbrachte. Am Nachmittag aßen wir immer süßes Gebäck, das wir direkt vom Bäcker holten. So viel, wie wir uns damals bewegten, konnten wir uns das leisten, ohne zuzunehmen. Wir bereiteten uns ein Frühstück mit Eiern, Schinken und Käse zu und um 12 Uhr aßen wir ein Steak, denn das war die Zeit, zu der auch unsere Gastgeber aßen, weil die Struktur ihres Arbeitstages es so verlangte.

Im Gegensatz dazu nahm der Klient aus unserem Fallbeispiel bis 16 Uhr keine Mahlzeit zu sich. Sie hätte ihn mit den Proteinen versorgt, die er benötigte, um seine Arbeit mit Leichtigkeit zu erledigen, und auch um sein Gewebe zu regenerieren.

Ich empfahl meinem Klienten, dass er sich angewöhnen sollte, Zitrusfrüchte und rohe Tomaten oder Zitrus- oder Tomatensaft zum Mittag- und Abendessen zu verzehren. Außerdem sollte er vor dem Zubettgehen noch einmal vier Kollagen-Kapseln mit entrahmter Milch einnehmen, die nicht kalt, d. h. frisch aus dem Kühlschrank war.

Weil ich der Meinung war, dass die 160 Milligramm des ionisierten Magnesiums Mg^{++} nicht ausreichen würden, riet ich ihm, auch noch entweder einen Löffel Magnesiumcarbonat mit seinem Joghurt zu sich zu nehmen oder zwei Magnesiumtabletten mit der Mahlzeit, je nachdem, was ihm lieber war.

Ich werde oft gefragt, ob es egal sei, Magnesiumcarbonat oder -chlorid einzunehmen. Für die Magnesiumzufuhr spielt das keine Rolle. Einen Unterschied gibt es dann, wenn jemand an Übersäuerung leidet, dann fühlt er sich mit Magnesiumcarbonat besser, da es den Vorteil hat, geschmacksneutral zu sein (während Magnesiumchlorid bitter schmeckt). Und jemand, der kein Sodbrennen bekommt, kann es auch zwischen Zitrussäften, Tomaten oder Joghurt einnehmen. Andere schlucken die Magnesiumchloridtabletten lieber mit Wasser zwischen den Gängen einer Mahlzeit oder vor der Nachspeise.

Magnesiumcarbonat hat außerdem eine Eigenschaft, die von vielen Menschen geschätzt wird. Es ist nämlich das beste Deodorant, das es gibt. Abgesehen davon, dass es sehr günstig ist, erzeugt es keine Hautirritationen, im Gegenteil, es wirkt beruhigend. Verwenden Sie dafür eine runde Dose mit Schwämmchen, so wie jene, die unsere Großmütter verwendet haben, um sich einzupudern. Dann tragen Sie das Magnesiumcarbonat auf (Achseln, unter der Brust und wo Sie sonst noch möchten) und es wird nicht mehr unangenehm riechen.

Sie werden gleich verstehen, warum. Der pH-Wert der Haut liegt bei 5,5. Bei diesem Säuregrad vermehren sich jene Bakterien, die den Schweiß fermentieren, wodurch es zur Geruchsentwicklung kommt. Mit Magnesiumcarbonat heben wir den pH-Wert auf 9 bis 10 an. Durch diese Alkalität können jene Mikroorganismen, die den schlechten Geruch produzieren, nicht überleben. Das heißt, man schwitzt zwar weiterhin, aber der Schweiß riecht nicht.

Wenn ich alles gut erklärt habe und Sie verstanden haben, wie dieser bakterienhemmende Prozess funktioniert, werden Sie auch verstehen, wie es in Fällen von Blasenentzündungen durch Slipeinlagen mit aufgetragenem Magnesiumcarbonat vermieden wird, dass sich die Escherichia-coli-Bakterien in der Harnröhre und in der Blase vermehren. Die Blasenentzündung kann ausheilen, und es entstehen auch keine weiteren Probleme.

Aber Achtung! Das funktioniert nur, wenn auch die Ernährung stimmt, das heißt, dass die Betroffenen Proteine bilden können, die wiederum dazu dienen, Antikörper herzustellen und das Gewebe gesund zu halten.

Wie Sie sehen, kann die Chemie alles erreichen, und nach diesen Schlussfolgerungen, von denen ich glaube, dass sie vor allem vielen Frauen behilflich sein können, kehren wir wieder zu unserem Fallbeispiel zurück.

Wenn jemand an Problemen mit dem Stützapparat leidet, ist es nützlich, eine Lecithingabe zu empfehlen, wie ich es auch schon im Phosphor-Kapitel erklärt habe. Das geht interessanterweise mit der Empfehlung einher, dass die Betroffenen auch mehr Bier in ihre Ernährung integrieren sollten. Derzeit nehmen Personen in einem gewissen Alter nicht genügend Vitamin B zu sich. Dieser Vitaminkomplex besteht, wie Sie bereits wissen, aus nicht weniger als acht verschiedenen Vitaminen und ist nicht nur für die Energiegewinnung durch Verbrennung von Zucker und Fett wichtig, sondern hängt auch eng mit dem Nervensystem zusammen.

So, ich habe Ihnen von einem Fall erzählt, der der Realität entspricht, der leider immer häufiger auftritt und bei dem ich mir sicher bin, dass Sie ihn durch aufmerksames Lesen auch schon selbst hätten lösen können.

Denn darum geht es: dass Sie selbst eine Ernährung wählen, die es Ihnen ermöglicht, die Probleme, auf die wir uns in diesem Buch beziehen, zu vermeiden, oder die Beschwerden zu lindern, falls diese schon aufgetreten sind. Bedenken Sie, dass der Beginn oft heimtückisch ist: An einem Tag haben wir einen steifen Hals, an einem anderen knackt es im Knie, wenn wir uns bücken, uns quält die Schulter oder es schmerzt ein Ellenbogen. Aber wir ignorieren das alles, weil es «flüchtige» Schmerzen sind. Wenn der Schmerz wieder vergeht, kann es ja nicht so wichtig gewesen sein. Aber Achtung, diese Schmerzen sind wichtig! Denn sie sind der Hinweis darauf, dass die Arthrose bereits ihr trauriges Gesicht zeigt und uns nach und nach das Leben schwer macht. Außerdem können solche Probleme und Beschwerden auch ganz andere, unterschiedliche Ursachen haben.

Am gleichen Tag, als jener Klient, der immer erst um 16 Uhr zu Mittag aß, mir seine Probleme schilderte, suchte mich auch eine Klientin mittleren Alters auf, eine Hausfrau, die nicht gezwungen war, einem Beruf nachzugehen. Sie konnte sich den Luxus gönnen, Golf zu spielen, wenn es ihr gut ging, oder sich auszuruhen, wenn es ihr nicht gut ging. Ich erwähne das, weil es bedeutet, dass sie sich die Zeit so einteilen konnte, wie es ihren Vorlieben und Bedürfnissen entsprach.

Wie sah also ihre Ernährung aus? Am Morgen startete sie mit einem »hausgemachten« Saft und einem leichten Frühstück, in dem Fall zwei Toastscheiben mit ein bisschen Öl oder Marmelade, je nach Lust und Laune, sowie Tee. Das Mittagessen war auch sehr leicht und bestand aus einem fertigen Shake oder einem Riegel, die ihr dabei helfen sollten, abzunehmen. Am Abend gab es noch eine Tasse Tee und einen großen gemischten Salat mit Tomaten, Nüssen und Käse oder an anderen Tagen mit Kochschinken oder Thunfisch. Das heißt, die Beilagen variierten, aber Grundbestandteil beim Abendessen war immer der Salat mit Tomaten, also mit Vitamin C.

Warum hatte diese wohlhabende Klientin, die frei über ihre Zeit verfügen konnte, die gleichen Probleme wie der Klient vor ihr, der früh aufstehen musste und der seiner Meinung nach nicht vor 16 Uhr essen konnte? Weil diese Dame schlank sein wollte und weil sie, als die Schmerzen begannen, niemand nach ihrer Ernährung gefragt hatte und ihr, ganz im Gegenteil, dazu geraten wurde, weiterhin auf ihre Linie zu achten.

Es kommt sehr häufig vor, dass meine Klientinnen zusätzlich zur Arthrose auch an Osteoporose leiden. Erfahren haben es die meisten, nachdem sie ihr Gynäkologe zu einer Knochendichtemessung geschickt hatte.

In diesen Fällen ist es nicht nur so, dass die Betroffene den Kollagenmangel nicht beseitigt, weil sie nicht über genügend Protein verfügt und ihr Magnesium fehlt. Es kommt auch sehr oft vor, dass sie schon über längere Zeit keine tierischen Fette oder Milch zu sich genommen hat. Auch junge Frauen verwenden oft nur Magermilch, weil sie nicht zunehmen wollen. Diese Gewohnheit führt leicht zu einem Vitamin-D-Mangel, der nur im Sommer dadurch kompensiert wird, wenn sich die Frauen in die Sonne legen, um braun zu werden. Vitamin-D-Mangel kann auch der Auslöser dafür sein, dass sich das Kalzium nicht in den Knochen anlagern kann.

Wenn Arthrose-Beschwerden bei Vegetariern auftreten, fällt es ihnen häufig schwer zu verstehen, warum sie darunter leiden. Sie erzählen mir meist, dass sie schon jahrelang Magnesium als

Nahrungsergänzungsmittel einnehmen und dass sie sich gut um ihre Ernährung kümmern. Das mag auch stimmen, aber manchmal beruht es auf falschen Informationen.

Wenn ich nachfrage, was sie essen, nehmen diejenigen, die sich nicht so sehr um ihre Ernährung sorgen, oft das bessere, gesündere Frühstück zu sich, weil sie Mandeln, Haselnüsse, Walnüsse oder Obst dazugeben. Aber ihr großer Fehler rührt von dem Glauben her, dass es mit dem Verzehr von Getreideflocken und den Samen von Hülsenfrüchten getan sei. Das heißt, die Haupteinnahmequelle für Proteine liegt bei den Hülsenfrüchten. Bei den Getreideflocken entfernt man die Keime, damit sie, wenn der Frühling kommt, nicht auskeimen. Die Flocken bestehen jedenfalls aus Stärke, Zellulose und ein wenig Lignin. Sie werden sagen, dass die Getreideflocken mit Grannen auch Gluten (Klebereiweiß) enthalten; das stimmt, aber in einer unerheblichen Menge, obwohl es ausreicht, um den Darm zu reizen, wenn man an dieser speziellen Proteinintoleranz leidet. Sie wissen genau, dass die gesundheitsschädlichen Substanzen gar nicht in großen Mengen vorkommen müssen, um tatsächlich Schaden anzurichten. Denken Sie nur an die Laktose aus der Milch, die jenen schadet, die keine Laktase produzieren, oder an die Pilzgifte, auf die nicht alle gleich reagieren.

Wenn es ums Essen geht, erklären mir die Vegetarier, dass sie hin und wieder ein Ei essen, bedenken aber nicht, dass der Proteinanteil bei nur 14 Prozent liegt und dass Eier, außer wenn sie große kaufen, etwa 50 Gramm wiegen. Das heißt, ein Ei enthält sieben Gramm Protein, im Gegensatz zu den 24 Gramm Protein, die wir normalerweise mit einem mittelgroßen Steak zu uns nehmen.

Beim Mittagessen ist es sehr üblich, dass Vegetarier Joghurt aus Sojamilch essen, und beim Abendessen manchmal Käse, oder jene, die es etwas »besser« machen, ein wenig Fisch.

Wenn Vegetarier ein gesundheitliches Problem haben, machen sie eine gute Sache: Sie überprüfen zuerst ihre Ernährung. Danach kommt meist Folgendes, etwas weniger Gutes: Sie denken, dass sie es irgendwie »übertreiben« und strenger sein müssen. Deswegen hören viele von ihnen auf, Eier und Fisch zu essen. Auch deswegen, weil sie die zunehmende Verunreinigung der Meere sowie die Haltung und Futtermittel der Hühner abschrecken, so wie mir einige erzählen. Sie gehen dann zu einer strikt vegetarischen, einer veganen Ernährung über, aus der alle jene Proteine verbannt sind, denen wir Chemiker einen »hohen biologischen Wert« zuschreiben. Sie liefern uns nämlich jene Aminosäuren, die unser Körper braucht, und das überdies im richtigen Verhältnis.

Und hier treten wir voll und ganz in die Welt von Soja ein. Dabei handelt es sich um ein sehr vollwertiges Lebensmittel, weil es (und das wird für gewöhnlich nicht gesagt) einen ähnlich hohen Anteil an Purin wie Innereien aufweist. So enthält Soja zum Beispiel 380 Milligramm Purin pro 100 Gramm, Sojamehl 390 Milligramm und Tofu sogar 450 Milligramm.

Damit Sie eine Vorstellung davon bekommen, was diese Zahlen bedeuten, gebe ich Ihnen folgende Vergleichswerte (Puringehalt pro 100 Gramm): Herz 480 Milligramm, Leber 336 Milligramm, Niere 240 Milligramm. Unser Leben lang haben wir gewusst, dass diese Nahrungsmittel Harnsäure produzieren können, und ich sage »produzieren«, weil sie keine Harnsäure enthalten, sondern reich an Purinen (Adenin und Guanin) sind. Diese finden sich in den Nukleinsäuren DNA und RNA und werden danach in unserem Körper in Harnsäure umgewandelt, vor allem, wenn man sie in großen Mengen verzehrt.

Ich kann mir vorstellen, dass das der Grund dafür ist, dass strenge Vegetarier Angst vor erhöhten Harnsäurewerten haben – sogar in solchem Ausmaß, dass Harnsäure quasi zu ihrem Angstgegner wird. Seit etwa dreißig Jahren ist es so, dass jemand, der sich die Regenbogenhaut des Auges (Iris) genau ansehen will, danach meist diagnostiziert, dass man an erhöhten Harnsäurewerten leidet.

Nachdem Sie mich jetzt schon ein bisschen kennen, wissen Sie sicher, dass ich nur solchen Blutuntersuchungen vertraue, die in guten Laboren gemacht werden. Als ich einmal für ein Unternehmen arbeitete, das seine Produkte hauptsächlich auf vegetarische Kunden ausrichtete, war ich einmal selbst dazu gezwungen, mich einer Irisdiagnose zu unterziehen. Es ist möglich, dass es Leute gibt, die imstande sind, den Gesundheitszustand eines Menschen an den Augen abzulesen, aber der Herr, der meine Augen ansah und dabei erhöhte Harnsäurewerte feststellte, lag komplett daneben.

Aber lassen wir einmal den Menschen an sich beiseite. Auch Tiere, die gut ernährt aussehen, können an Mangelerscheinungen leiden, in diesem Fall an Magnesium. Betrachten wir das einmal genau, und Sie werden zweifelsohne meine Meinung teilen.

Nehmen wir zum Beispiel Hühnerknochen. Als ich jung war, waren sie weiß und schillerten an den Knochenrändern. Heute sind sie im Gegensatz dazu graubraun und zerbrechlich. Und wenn Sie an Ihren eigenen Körper denken, so bekommen Sie vermutlich auch viel schneller Blutergüsse.

Wenn wir genügend aufmerksam sind, sehen wir vielleicht öfter Hunde, die hinken, und was am auffälligsten ist, Stiere, die stürzen. Diese Tiere sind extrem vorsichtig, aber die Züchter wollen, dass sie angriffslustig sind, stark, und einen guten Eindruck machen. Trotz dieses Interesses in der Aufzucht passiert es, dass Stieren die Gliedmaßen versagen und dass sie auch beim Stierkampf in der Arena keine gute Leistung bringen, weil ihre Gelenke versagen.

Bedenken Sie, dass ein Gelenk wie ein Räderwerk funktioniert, und wenn es einen Überstand gibt, dann befindet sich auf der gegenüberliegenden Seite ein entsprechendes Gegenstück. Diese Einheit wird durch Bänder und Sehnen zusammengehalten. Wenn die Sehnen schwach sind und die Knorpel weicher werden, weil sie sich entweder nicht richtig bilden oder ihre Beanspruchung nicht ausgeglichen wird, kommt es zu einer Verschiebung des Gelenks. Dann funktioniert das Bein nicht mehr so, wie es soll.

Ich glaube, dass sich etwa die Züchter von Rennpferden außerhalb Spaniens dessen sehr bewusst sind, denn eine Dame aus

Deutschland, die wegen ihrer Arthrose zu mir kam, erzählte mir, dass sie selbst Pferde hielt und den Tieren aufgrund der Empfehlungen der Pfleger Magnesium gab.

In Spanien gibt es einige Magnesiumcarbonat-Minen. Das Magnesiumcarbonat wird, glaube ich, geröstet und in Oxid-Form für die Futtermittelproduktion exportiert. Das Viehfutter enthält dann das Element, das wir hier behandeln, in der empfohlenen Konzentration. »Und hier wird es also dem Viehfutter zugesetzt?«, fragte ich. »In eher symbolischen Mengen«, antworteten sie mir vor zwanzig Jahren.

Vor langer Zeit erzählten mir auch einige Bauern aus Lleida im Nordosten Spaniens, dass sie die Schweinezucht aufgeben mussten, weil immer wieder Probleme mit den Tieren auftauchten, die bis hin zu Kannibalismus reichten. Ohne den Bauern zu verraten, dass ich die Lösung des Problems bereits kannte, sagte ich ihnen, dass ich es für angebracht hielte, den Tieren pro 50 Kilogramm Lebendgewicht 300 Milligramm Magnesium-Ion zu verabreichen.

Mit großer Freude und Zufriedenheit erhielt ich, nachdem noch kein ganzes Jahr vergangen war, eine Postkarte und Rosen, mit der sich die Bauern bedankten, weil ich ihnen geholfen hatte, mit den Problemen fertigzuwerden. Es waren ältere Landwirte gewesen, die kleine Ställe hatten. Ich bin mir sicher, bei größeren Zuchtbetrieben gibt es Tierärzte, die Rat anbieten. Darüber hinaus habe ich manchmal das Gefühl, dass die Ernährung von Tieren am Hof oft wichtiger genommen wird als die richtige Ernährung der dort lebenden Menschen.

Wie Kollagen bei Problemen mit Sehnen, Knorpeln und Knochen hilft

Sie werden sich fragen, warum ich empfehle, Kollagen zu supplementieren, anstatt mehr Milch (Kuh- oder Sojamilch) zu trinken, die man in jedem Geschäft kaufen kann. Der Grund dafür ist einfach. Das Protein Kollagen, das unsere Knochen, Knorpel und Sehnen formt, ist in seiner Zusammensetzung aus Aminosäuren sehr speziell. Und zwar besteht es aus zwanzig verschiedenen Aminosäuren. Jenen Aminosäuren, die in allen Proteinen bei allen Lebewesen vorkommen. Aber Achtung! Sie kommen in unterschiedlichen Zusammensetzungen vor.

Ein Beispiel, das Sie sicher kennen: Getreideflocken. Diese enthalten wenig von den essenziellen Aminosäuren Lysin, Methionin und Tryptophan. Das wissen vor allem Vegetarier, die sich meist genauer mit der Ernährung auseinandersetzen.

Was bislang kaum Verbreitung gefunden hat, uns aber, die wir uns mit diesem Thema beschäftigen, allerdings bekannt ist: 60 Prozent des Kollagens bestehen aus nur drei Aminosäuren: Glyzin, Prolin und Lysin mit ihren Derivaten Hydroxyprolin und Hydroxylysin. Diese Besonderheit der Wiederholung der gleichen Bestandteile erlaubt eine Helix mit Tropokollagenketten und später eine einzigartige Stabilität aufgrund der Wasserstoffbrücken, die von den Hydroxyprolinen gebildet werden.

Das bedeutet: Kollagen ist ein Eiweiß mit einer sehr speziellen Zusammensetzung, die viele Aminosäuren eines bestimmten Typs benötigt. Dieser Tatsache trägt man am besten Rechnung, indem man das Protein in genau dieser Zusammensetzung einnimmt.

Erwähnt sei auch, dass sich die Kollagene untereinander so ähnlich sind, dass es bei ästhetischen Eingriffen, wie zum Beispiel dem Aufspritzen der Lippen, zu keiner Abstoßung kommt. Etwas, das bei jedem anderen Eiweiß passiert, mit dem man dasselbe machen möchte.

Als ich ein Kind war, aßen wir täglich echte Brühe, die man mit Kalbshaxen oder anderen Knochen angesetzt hatte, und es war durchaus auch üblich, Lamm- und Schweinsfüßchen oder Presswurst zu essen. Damals kaufte man lebende Hühner, die man selbst schlachtete. Die Füße wurden gut gewaschen und geschält (die äußere Haut wurde auf einem Teller mit brennendem Alkohol versengt) und danach auch zur Brühe gegeben.

Das heißt also, dass wir mit unserer heutigen Ernährung viel weniger Kollagen und Magnesium zu uns nehmen als noch unsere Großeltern. Das ist der Hauptgrund für die zunehmende Anzahl an Problemen mit den Knochen, Knorpeln und Sehnen.

Nachdem unser Stützapparat, wie beschrieben, die »Reserve« des Organismus ist, werden von ihm jene Stoffe eingefordert, die in der Ernährung fehlen, um die Wände des Verdauungssystems, der Blutgefäße oder das Zahnfleisch zu reparieren. Wenn der Stützapparat von den vorangegangenen Forderungen bereits ausgelaugt ist und die Eigenreparatur nicht mehr funktioniert, sieht es schlecht aus. Er erbringt seine Leistung nicht mehr, und wir sind an einem Punkt angelangt, an dem nicht nur Knorpel, Knochen und Sehnen abgebaut werden. Es können auch bei jeder kleinen Berührung Blutergüsse auftauchen, das Zahnfleisch bluten und uns manchmal sogar Zähne ausfallen. Die Probleme können sich auch in Form von Gastritis, Zwerchfellbruch, Darmdivertikeln oder in einer gestörten Verdauung äußern.

Somit sollte klar sein, warum es ratsam ist, Kollagen als Nahrungsergänzungsmittel einzunehmen und es anderen Proteinen gegenüber zu bevorzugen. Aber sollte unsere Ernährung deswegen nur auf Kollagen ausgerichtet sein? Nein.

Das ist sehr leicht zu verstehen. Die anderen Proteine unseres Körpers brauchen andere Aminosäuren, also nicht die drei oben zitierten, die am häufigsten in tierischer Gelatine vorkommen. Zum Beispiel benötigen die Neurotransmitter und Neuromodulatoren andere Aminosäuren. Wir wissen auch, dass die Stresshormone Adrenalin und Noradrenalin, deren Funktion für die Ruhe und einen erholsamen Schlaf weithin bekannt ist, von Tyrosin und Serotonin ausgehend gebildet werden. Tyrosin und Serotonin basieren wiederum auf Tryptophan, einer Aminosäure, die hauptsächlich in tierischen Eiweißen (z. B. Milcheiweißen) zu finden ist.

Das heißt, wir sollten Eier, Fleisch und Fisch so wie üblich essen und zusätzlich Kollagen mit Magnesium einnehmen, besonders bei Mahlzeiten, die wenig Eiweiß enthalten.

Für alle, die sich in dieses Thema noch vertiefen möchten, erkläre ich die Zusammenstellung von Kollegen im Detail: Ich sagte, dass 30 Prozent durch Glyzin gebildet werden, das früher auch Glykoll oder Glykokoll genannt wurde. Es ist die kleinste bekannte Aminosäure, da sie nur zwei Kohlenstoffatome aufweist. Ungefähr 20 Prozent des Kollagens bestehen aus Prolin und seinem Derivat Hydroxyprolin und ungefähr 10 Prozent bilden Lysin und Hydroxylysin. Ich weise ausdrücklich darauf hin, dass – auch wenn die Einnahme von Kollagen zum Aufbau von Kollagen führt –, es auch notwendig ist, andere Proteine zu sich zu nehmen. Diese haben die Aufgabe, Antikörper, Neurotransmitter, Hämoglobin usw. zu bilden.

In den Bändern des Körpers gibt es außer Kollagen noch ein anderes Protein, das Elastin genannt wird und ein Desmosin-Molekül (Aminosäure) enthält, das aus vier Lysin-Molekülen gebildet wird. So versorgt uns das Kollagen auch mit den Substanzen, die es braucht, um Elastin zu bilden, da es ja zu zehn Prozent aus Lysin besteht.

Warum ich Ihnen empfehle, auch Magnesium zu supplementieren, habe ich bereits im betreffenden Kapitel klargemacht. Um nicht zu sehr in die Geologie abzudriften, halte ich mich kurz, wenn ich vom Rif erzähle, jenem Gebirgszug, der Afrika in zwei Abschnitte teilt. Diese Berge befinden sich in Äthiopien und Kenia und entstanden aus Vulkanasche. Dort gibt es Nutzböden, die sehr magnesiumreich sind und Ernten hervorbringen, welche die Ernährungsgrundlage für die besten und widerstandsfähigsten Marathonläufer der Welt darstellen. Auch andere Athleten aus diesen Regionen haben ähnlich beeindruckende sportliche Höchstleistungen erzielt, wenn es darum geht, große Anstrengungen über einen längeren Zeitraum zu bewältigen.

Ja, es sind immer die Äthiopier und die Kenianer, die die bekannten Marathonläufe gewinnen. Und manchmal hält auch noch ein Japaner mit. Der Hintergrund für den Erfolg ist, dass sich diese Sportler von Produkten ernährt haben und ernähren, die auf den magnesiumreichen Böden in ihren Heimatländern wachsen. Das Element Magnesium ist leicht nutzbar, weil es sich um Asche handelt. Aus diesem Grund waren auch die Böden an den Nilufern fruchtbar. Und erinnern Sie sich daran, dass die alten Ägypter auch den magnesiumhaltigen Schlamm des Nils nutzten, um heilende Umschläge zu machen, und sie tranken den Schlamm sogar, um bestimmte Krankheiten zu heilen.

Das ist für mich der endgültige Beweis, ja, es ist das, was mir in allem recht gibt, womit ich mich in den letzten dreißig Jahren beschäftigt habe.

Häufige Fragen, Mythen und Gemeinplätze

1. Wie kann man eine Arthrose von einer Arthritis unterscheiden?

Die Arthrose ist keine Krankheit an sich und daher sind die Analysen oft unauffällig bzw. die Werte scheinen im Normalbereich zu liegen. Im Gegensatz dazu gibt es bei Arthritis sehr oft positive Ergebnisse bei den Rheumawerten. In vielen Fällen ist dabei das Gelenk nicht nur entzündet, sondern fühlt sich auch heiß an. Manche Patienten decken im Bett das Knie oder die Schulter ab, wenn sie nicht schlafen können, weil sie die Wärmeentwicklung unter der Bettdecke so stört.

In manchen Fällen kann jemand, der von Arthrose betroffen ist, zusätzlich an Arthritis leiden, weil etwa Bakterien oder Viren, die sich in Nase oder Hals ausgebreitet haben, bis in die Gelenke gelangen. Hier ist es ratsam, Thymian-Oregano-Tee mit Honig zu trinken, wenn keine Gegenanzeigen vorliegen. Bedenken Sie, dass Honig aufgrund der enthaltenen Ameisensäure antiseptisch wirkt (die Kräuter auch) – was auch der Grund dafür ist, dass Honig auch ohne Lagerung im Kühlschrank nicht verdirbt.

2. Wenn die Gelenke oder Extremitäten schmerzen: Was sind die Symptome dafür, dass etwas mit unseren Gelenken oder Knochen nicht stimmt?

Wenn die Gelenke schmerzen, es Abnutzungserscheinungen gibt und sie »laut« sind, kann das auf eine Arthrose hinweisen. Bei Arthritis schmerzen die Gelenke, aber sie knirschen nicht, und zwar weil die Knorpel entzündet sind.

3. Ist es möglich, die Schmerzen in den Extremitäten und Gelenken, die besonders am Morgen auftreten, zu verhindern?

Es ist durchaus verbreitet, am Morgen »hart und steif« aufzustehen, da wir im Bett lange Zeit in der gleichen Position verbracht haben und die Gelenke daher ineinander »eingerastet« sind. Es ist sehr empfehlenswert, die Arme und den Körper im Allgemeinen gleich einmal zu bewegen, wenn wir aufstehen.

4. Kann der Kollagenmangel in unserer Ernährung auch zu einem extremen Haarausfall führen, auch wenn man perfekte Werte hat und älter als 40 Jahre ist?

Haarausfall kommt sehr häufig vor, wenn jemand unter Stress und an einem Mangel an Vitamin B, Magnesium und Proteinen leidet. Aber man darf nicht vergessen, dass Haarausfall auch genetisch bedingt sein kann. In diesem Fall ist das Problem nur sehr schwer zu lösen.

5. Auf welchen Nahrungsmitteln sollte unsere Ernährung beruhen, damit unserem Körper nie Kollagen und Magnesium fehlen?

Nehmen Sie zu jeder der drei Hauptmahlzeiten Proteine und Vitamin C in natürlicher Form und supplementieren Sie zusätzlich Magnesium, oder noch besser Kollagen mit Magnesium.

6. Hängt die Fibromyalgie (Faser-Muskel-Schmerz) mit einem Kollagenmangel oder einem Mangel an einem anderen Nähr- oder Mineralstoff zusammen?

Die Ursache für Fibromyalgie ist unbekannt. Daher kann man sie im Moment auch nicht heilen. Manchmal passiert es, dass man die Diagnose Fibromyalgie bekommt, obwohl die Schmerzen von einer generalisierten Arthrose hervorgerufen werden. Daher gibt es Patienten, die sagen, dass sich ihre Fibromyalgie mit einer ausgewogenen Ernährung und der Einnahme von Magnesium verbessert habe, aber in Wirklichkeit sind die Schmerzen abgemildert worden, die durch die Abnutzung der Knorpel entstanden sind.

7. Ist es gut, Milchprodukte ab einem bestimmten Alter vor allem in Form von Joghurt zu sich zu nehmen, um die Knochendichte zu erhöhen und so Osteoporose vorzubeugen?
Auch wenn Milchprodukte die Nahrungsmittel sind, die am besten als Kalziumlieferanten bekannt sind, enthalten auch Soja, Mandeln und Hülsenfrüchte viel Kalzium. Aber es ist gut, Joghurt zu essen, vor allem, wenn Sie Antibiotika oder viele Medikamente auf einmal einnehmen müssen. Joghurt liefert uns nicht nur Kalzium, sondern auch Darmbakterien, die, neben anderen Funktionen, die Produktion von Vitamin B und Vitamin K unterstützen.

8. Wer soll Kollagen einnehmen, nur Frauen?
Die Einnahme von Kollagen ist für alle Menschen empfehlenswert. Früher aßen wir täglich Suppen, die stundenlang mit Knochen und Karkassen (egal ob vom Rind, Schwein oder Huhn) angesetzt worden waren. Außerdem war es üblich, Lamm- und Schweinefüßchen zu essen.

9. Welche Bedeutung hat die Aufnahme von Kollagen für unseren Körper?
Das Kollagen bildet Knochen, Knorpel, Sehnen und Bänder und ist im Zahnfleisch, der Haut und in den Wänden der Blutgefäße und des Verdauungstraktes enthalten, weiterhin in der Hornhaut und in den Nägeln usw. Daher ist es so wichtig, Kollagen das ganze Leben lang zu sich zu nehmen.

10. **Wann sollten Kinder aufhören, Milch zu trinken, und wann sollte der Anteil kollagenhaltiger Nahrungsmittel erhöht werden?**

Es ist interessant, dass, wenn ein Kind Pürees oder Joghurt zu essen beginnt, Kollagen in Form von Pulver zugesetzt wird, das so nicht nur hydrolysiert wird, sondern auch Magnesium enthält. Dies ist unabdingbar, damit sich alles, was ein Mensch benötigt, aus den Aminosäuren bilden kann.

11. **Was soll man bei einem Kind, das körperlich sehr aktiv ist, in puncto Knochen beachten?**

Jeder sollte von Kindheit an seinen Stützapparat durch die Einnahme von Proteinen und Vitamin C bei allen drei Hauptmahlzeiten versorgen und pflegen. Es ist sinnvoll, auch noch Magnesium hinzufügen. Denn zusätzlich zu dem, was die Gewebe und alle Proteine für ihren Aufbau brauchen, spielt Magnesium eine ausschlaggebende Rolle bei der Muskelentspannung und daher bei jeder körperlichen Arbeit und Anstrengung, die man unternimmt.

12. **Woher kommt der Schmerz in den Sehnen, an dem Kinder in der Pubertät oft leiden?**

Die Sehnen können schmerzen, wenn es zu Muskelkontraktionen kommt. Man muss bedenken, dass die Kontraktionen normalerweise auftreten, wenn Kalium nicht wieder in den Muskel eintreten kann, weil es einen Magnesiummangel gibt. Denn Magnesium ist für die Funktion des ATP (Energieträger in den Zellen) unerlässlich, und das ATP-Molekül liefert die notwendige Energie, damit Kalium eben wieder in den Muskel eintreten kann.

13. Welche Nahrungs- oder Vitaminergänzungsmittel sind gut für Frauen vor der Menopause?

Es ist sehr verbreitet, dass Frauen darauf verzichten, tierische Fette zu sich zu nehmen, weil sie sonst zunehmen, zu hohe Cholesterin- oder schlechte Leberwerte haben. Außerdem nehmen sie auch nur Magermilchprodukte zu sich. Deswegen fehlen ihnen die Vitamine A und D. Und da heutzutage kaum noch Leber, Niere oder rotes Fleisch gegessen werden, liegen oft zugleich noch ein Eisen- und Vitamin-B-Mangel vor.

14. Gibt es einen Zusammenhang zwischen der Menopause und dem Zustand der Knochen?

Die Menopause hat nichts mit dem Skelett zu tun, sehr wohl aber mit der Gewichtszunahme. Zu diesem Zeitpunkt beginnen viele Frauen mit Diäten, die darin bestehen, wenig zu frühstücken sowie abends hauptsächlich Obst und Joghurt (noch dazu aus Magermilch) zu essen. Die Frauen verzichten sogar darauf, Kakao zu trinken, weil Schokolade ja dick macht. Das Ergebnis davon ist eine Frau, die an einem Mangel an Magnesium leidet sowie an einem Mangel an Vitamin A und Vitamin D, weil sie keine Fette mehr zu sich nimmt. Das wäre aber wichtig, da A und D fettlösliche Vitamine sind. Sehr wahrscheinlich nehmen diese Frauen bei der ersten und letzten Mahlzeit des Tages auch noch zu wenig Eiweiß zu sich.

15. Ab welchem Alter sollten Frauen auf ihre Knochen achten?

Von Kindheit an, das ganze Leben lang.

16. Warum wirkt sich unsere moderne Ernährungsweise negativ auf die Knochen aus und lässt uns für Stürze und Verletzungen anfälliger werden?

Weil die Lebensmittel in der westlichen Welt immer weniger Magnesium enthalten, das ein wesentlicher Bestandteil für die

Bildung von Kollagen ist. Und auch weil immer mehr Menschen in den Städten, und auch in meinem Heimatland Spanien, im Allgemeinen ein unausgewogenes Frühstück zu sich nehmen, das zu wenig nötige Nährstoffe enthält.

17. Müssen Sportler Kollagen mit Magnesium supplementieren?

Alle Sportler brauchen zusätzliches Kollagen und Magnesium. Wenn uns die Gelenke wehtun, bedeutet das, dass sich die Knorpel, die aus Kollagen bestehen, abnutzen. Wenn sich dann die Knochen annähern, reiben die Nerven aneinander und dieses Reiben ist es, was den Schmerz überträgt. Darum muss man zuallererst daran denken, wie man die Knorpel wieder aufbauen kann, damit das Gelenk verjüngt wird und die Nerven nicht mehr eingeklemmt werden. Wenn wir etwa beim Bücken unsere Gelenke hören, ist das ein ernstzunehmendes Warnzeichen.

Schlussfolgerungen

Die Knorpel werden im Wesentlichen aus Kollagen gebildet. Gleiches gilt für die Sehnen und für jenen Teil der Knochen, der diesen eine gewisse Flexibilität verleiht. Diese wiederum verhindert, dass sie brechen, auch das ist dem Kollagen zu verdanken.

Bedenken Sie, dass diese Strukturen Kräften unterworfen sind, die sie verformen können, und die sich dann wieder erholen, wenn die Kraft nicht mehr wirkt. Das ist ein Faktor, den auch die Architekten bei ihren Bauwerken berücksichtigen, wie zum Beispiel Minoru Yamasaki, der die ehemaligen Twin Towers in New York entwarf und ihnen eine »Flexibilität« verlieh, die es ihnen ermöglichte, bei starkem Wind Schwankungen bis zu neunzig Zentimetern auszuhalten. Und auch Norman Foster konstruierte die Millennium Bridge in London so, dass sie bei Schlechtwetter ausreichend schwankte, so sehr, dass manche Menschen sich beim Überqueren der Brücke fürchteten.

Denken Sie daran: Flexible Körper verformen sich bei einer Kraftausübung, während feste Körper brechen. Was den Knochen Flexibilität verleiht, ist Kollagen, und was es den Knochen erlaubt, ihre Form beizubehalten, ist Kalziumphosphat. Wenn Letzteres den organischen Teil überwiegt, dann werden die Knochen wie Bimsstein oder Travertin (Kalkstein), also porös und zugleich zerbrechlich.

Und wenn Sie mir bei dieser physikalischen Begründung folgen, stimmen Sie auch mit mir überein, dass Osteoporose oft falsch behandelt wird. Sie wird nicht durch einen Kalziummangel hervorgerufen, sondern entsteht, weil sich Kalzium nicht im Knochen einlagern kann. Das ist nur dann möglich, wenn der Körper ausreichend Kollagen zur Verfügung hat, da sich das Kalziumphosphat an die Tropokollagenstruktur des Knochens anlagert.

Es ist wichtig, dass wir bei Arthrose und Problemen mit den Sehnen, bei Gefäßverletzungen oder Beeinträchtigungen des Verdauungstraktes Protein bilden müssen, ebenso bei Hautalterung, bei brüchigen Nägeln und einer bestimmten Art von sehr feinem Haar, das zu Haarausfall neigt.

Ich möchte noch einmal betonen, dass proteinreiche Nahrungsmittel in entsprechender Menge verzehrt werden sollten, und zwar schon zum Frühstück, etwa in Form von Eiern und Schinken oder auch Speck oder Putenbrust mit Käse. Weiterhin empfehlenswert sind Fleisch zu Mittag und Fisch zum Abendessen.

Dass es außerdem wichtig ist, Vitamin C zu den drei Hauptmahlzeiten einzunehmen und Sojalecithin zu supplementieren, da unsere natürliche Phosphorzufuhr heutzutage gesunken ist, habe ich in den entsprechenden Kapiteln bereits ausgeführt.

Des Weiteren ist es notwendig, unsere Ernährung bei Anzeichen eines Magnesiummangels mit diesem Mineralstoff zu ergänzen. Wenn Sie an einem oder mehreren der im Buch genannten Symptome leiden, empfiehlt es sich, sechs Mal pro Tag Magnesium einzunehmen: 2–2–2 während des Essens, also zwischen den Gängen oder vor dem Nachtisch.

Wenn jemand an Übersäuerung oder Sodbrennen leidet, kann er einen Teelöffel Magnesiumcarbonat-Pulver (oder in Tablettenform) einnehmen, ebenfalls zu den drei Hauptmahlzeiten. Wenn jemand keinen Überschuss an Magensäure hat, kann er es mit Säften, Wasser mit Zitrone, Joghurt oder Salaten einnehmen, dann passt auch alles.

Wenn es erst nach dem Essen zur Übersäuerung kommt, dann empfiehlt es sich, Magnesiumcarbonat als Tablette oder einen Teelöffel Granulat einzunehmen, aber in diesem Fall nur mit Wasser oder Milch.

Wenn Sie zu jenen Menschen gehören, die ein Frühstück aus Müsli oder Getreideflocken mit Milch oder Obst und mittags sowie abends nur ein bisschen Schinken, Fisch oder Fleisch essen, wie mir so viele Leute erzählen, müssen Sie Kollagen mit Magnesium einnehmen. Als Dosis sollten Sie zwischen drei und fünf Kapseln nehmen, vor allem zu kleineren Mahlzeiten, und besonders dann, wenn das Frühstück eiweißarm ist. Sie können auch Pulver einnehmen, im Durchschnitt einen Esslöffel zum Frühstück und zum Abendessen, das entspricht etwa fünf bis sechs Kapseln.

Es gibt Magnesium-Nahrungsergänzungsmittel auch als Sticks, die Menge entspricht einem Esslöffel und lässt sich gut überallhin mitnehmen. Es gibt Leute, die mich fragen:»Sind das nicht zu viele Tabletten?« Bedenken Sie, dass dies Nahrungsmittel sind, die in dieser Form angeboten werden, damit es praktischer ist, und damit auch das Volumen der Gelatine reduziert wird, die das Kollagen bildet.

An dieser Stelle möchte ich vor einer anderen Dummheit warnen, die Personen verbreiten, die nur scheinbar gut informiert sind, nämlich:»Magnesium kann man nicht über Kapseln aufnehmen, sondern nur über Lebensmittel.«

Die Kationen kommen sozusagen»nackt« ins Blut, das heißt in ionischer Form, mithilfe einiger Transport-Proteine, die sich in den Wänden des Verdauungstraktes befinden. Wenn es tatsächlich so wäre, dass diese Mineralstoffe nur mit der Nahrung aufgenommen werden könnten, würden Salztabletten überhaupt keinen Sinn ergeben, die vor allem Sportler und Forschungsreisende zu sich nehmen, noch Kaliumtabletten, noch Eisenkapseln, noch das Jod, das in vielen Regionen dem Salz zugesetzt wird, wo es aus Vulkanböden weit weg vom Meer gewonnen wird, wie zum Beispiel in Teilen Nord- und Südamerikas.

Eine Sache, die ich in diesem Zusammenhang jedem ans Herz lege: Machen Sie sich schlau, bevor Sie etwas sagen, und nutzen Sie den gesunden Menschenverstand, der normalerweise mit der Logik übereinstimmt, die wir in der Schule erlernen und an die sich so viele bei einigen Themen scheinbar kaum mehr erinnern können.

Aber kommen wir zu dem zurück, was ich vorhin schon erörtert habe. Es gibt viele Menschen, die aufgrund ihrer Arbeitszeiten am Morgen nur wenig essen oder trinken. Einige trinken Milch, andere Säfte oder Tee und einige verlassen das Haus ganz ohne Frühstück. Diese Menschen sollten vier bis fünf Tabletten zu ihrem Getränk einnehmen und dann noch ein Brötchen mit Schinken mitnehmen, oder eine Eier-Tortilla sowie eine Packung Orangen-, Tomaten- oder Ananassaft und danach weiter normal essen.

Viele Frauen sagen mir, sie seien danach so müde, dass sie einfach kein Mittagessen mehr kochen bzw. essen können und oft nur einen Salat mit mehr oder weniger Garnierung verzehren. Ich empfehle diesen Frauen, dass sie ein Grillhuhn kaufen (ein halbes, wenn sie alleine essen), die warmen Keulen genießen und am nächsten Tag die kalte Brust mit dem gewohnten Salat, wozu auch Ananas und ein bisschen Mayonnaise gut passen.

Leute, die nach der Arbeit erschöpft nach Hause kommen, essen abends oft Pizza oder kalt, und wenn ihre Triglyzerid- oder Cholesterinwerte steigen und sie beginnen zuzunehmen, machen sie das Abendessen »leichter« und begnügen sich mit Obst und Joghurt. Ein derartiges Abendessen sollte ebenfalls durch vier oder sogar fünf Kapseln Kollagen mit Magnesium und Vitamin C ergänzt werden, je nachdem, an welchen Beschwerden man leidet, welche Nahrungsmittel man zu sich nimmt und wie man gebaut ist.

Wie Sie sehen, nehme ich große Rücksicht auf die Gegebenheiten, mit denen Frauen heutzutage konfrontiert sind, und gerade sie können von den Empfehlungen dieses Buches außerordentlich profitieren. Zu einem großen Teil sind sie diejenigen, die schlecht frühstücken und zu Abend essen, und in manchen Fällen ist auch ihr Mittagessen weit entfernt vom Ideal, weil sie es oft erst zwischen 15 und 16 Uhr einnehmen.

Viele Frauen denken zu wenig über ihre Ernährung nach, werden jedoch ständig von der Werbung für Kollagencremes bombardiert, die das Hautbild zwar vorübergehend verbessern, aber die Substanz nicht unter die Haut tragen, dort wo sie eigentlich hingehört. Meine Damen, Ihr Kollagen müssen Sie selbst bilden. Deswegen haben Sie einige Zellen, genannt Fibroblasten, die es produzieren und damit ein elastisches Netz unter der äußersten Hautschicht anlegen, was Ihnen ein jugendliches Aussehen und pralle Haut verleiht, etwas, das wir alle nicht verlieren wollen. Wenn Sie das, was ich in diesem Buch ausgeführt habe, gründlich lesen, werden Sie verstehen, dass das, was Ihnen in Form von Cremes versprochen wird, nie einen Teil Ihrer eigenen Haut bilden wird. Deren Jugendlichkeit können Sie nur über Ihre eigene Ernährung erhalten.

Wenn Sie sich an meine Empfehlungen halten, werden Sie die Verbesserungen nicht nur an Ihrem Stützapparat bemerken, sondern auch bei Ihrer Haut, vor allem im Gesicht, das ist das, was Sie zuerst sehen werden. Diese Ratschläge sind vermutlich ganz anders als jene, die Sie sonst bekommen. Es geht um das, was wirklich in unserem Körper passiert.

Einen anderen Hinweis sollten Sie auch immer im Hinterkopf behalten: Die Ernährungsweise, die ich hier empfehle, gilt für immer. Das heißt, dass die Gewebe sich das ganze Leben lang abnutzen. Was wir davon wieder reparieren, hängt nur davon ab, wie wir uns ernähren.

Manchmal sind Leute auf mich zugekommen und haben mir gesagt: »Vor vier Jahren habe ich damit begonnen, alles so zu machen, wie Sie es mir empfohlen haben, und es ging mir besser. Aber als ich krank geworden bin, hat mir meine Mutter wieder das gleiche Frühstück wie früher gemacht, ich halte die Anweisungen für die Mahlzeiten nicht mehr ein, und ich komme jetzt zu Ihnen, um Sie zu fragen, was ich tun soll.« Meine Antwort lautet für gewöhnlich: »Machen Sie wieder das, was ich Ihnen schon damals empfohlen habe.«

Immer wieder wird mir auch diese Frage gestellt: »Braucht man im Alter weniger Protein?« Was wir im Lauf unserer Jahre grundlegend ändern müssen, ist die Art des Essens. Wir sollten zum

Beispiel keine Eier mehr am Abend essen, auch keinen Käse oder Wurstwaren. Das liegt am Fett, das darin enthalten ist. Zum Abendessen können wir uns jetzt Fisch machen. Vom Cholesterin her ist es prinzipiell egal, welcher Fisch. Wer allerdings einen empfindlichen Magen hat, sollte eher Fisch mit weißem Fleisch bevorzugen. Hat man nur wenig Appetit, empfiehlt sich eine Fischsuppe. Das Fleisch darf nicht rot und durchzogen sein, wie Rindfleisch, wählen Sie lieber mageres Fleisch und lassen Sie die Haut bei Geflügel weg. Beim Frühstück können Sie – wenn es die Blutwerte erlauben – ohne Weiteres Eier, Schinken, Speck und Käse essen.

Es ist sehr wichtig, dass Sie daran denken, Ihre Mahlzeiten mit Fischölkapseln zu ergänzen, wenn Sie sonst gar keine tierischen Fette zu sich nehmen. Um genügend Vitamin D zu bekommen, genießen Sie auch die Sonne, immer mit Maß und Ziel, und wenn keine Gegenanzeigen vorliegen.

Nutzen Sie Ihren gesunden Menschenverstand und denken Sie daran: Alles, was Sie in diesem Buch gelesen haben, sind nur chemische Konzepte, die ich versucht habe, auf verständliche Weise zu erklären, sodass mir auch Leser folgen können, die keine Chemie-Experten sind.

An Sie und alle übrigen ergehen herzliche Grüße und meine besten Wünsche.

Glossar

Albuminoide
Veralteter Name für Eiweißstoffe oder Proteine.

Aminosäuren
Relativ einfache Moleküle, die die Fähigkeit haben, die Darmwand bzw. die Zellwände zu überwinden. Durch Kettenbildung verbinden sie sich zu einem Protein (Eiweißstoff). Insgesamt kommen zwanzig verschiedene Aminosäuren in den Proteinen lebender Organismen vor.

Arteriosklerose
Arterienverkalkung durch Ablagerungen von angereicherten Fetten und Cholesterin.

Arthritis
Gelenkentzündung.

Arthrose
Degenerative Gelenkerkrankung, Gelenkabnutzung bzw. -verschleiß.

Atherom
Ablagerung von Lipiden (Fetten und Cholesterin) und Blutgerinnseln.

ATP, Adenosintriphosphat
Sogenanntes »Hochenergiemolekül«, das für sämtliche biochemischen Prozesse im Körper benötigt wird, etwa beim aktiven Energietransport durch Zellwände, aber auch in der Biosynthese, das

heißt in der Bildung komplexer Stoffe aus einfachen Molekülen in lebenden Organismen. ATP-Moleküle gehen in der Regel Verbindungen mit Magnesium-Ionen ein.

Augit
Häufig vorkommendes Mineral. Ein Pyroxen, das Bestandteil von ultramafischen Gesteinen wie Peridotit oder mafischer Minerale wie Gabbro ist. Es ist ein Eisen- und Magnesiumsilikat von schwarzer Farbe.

Biokatalysator
Substanz, die chemische Reaktionen in Organismen beschleunigt.

Biotit
Glimmer von dunkler Farbe, der nicht nur aus SiO_2 (Siliziumdioxid), sondern auch aus Eisen, Magnesium und Kalium besteht.

Casein
Ein Protein, das gemeinsam mit Milchalbumin und Lactoglobulin (ebenfalls Proteine) in Milch enthalten ist.

Cholesterin
Fettstoff, der sich in den Zellwänden, in den Myelinscheiden und in der Galle befindet. In der Gallenblase kann er sich ablagern und sogenannte Gallensteine bilden. Auch in den Wänden der Blutgefäße können gemeinsam mit festen Fettstoffen Ablagerungen entstehen. Cholesterin wird zur Bildung von Gallensäuren, Hormonen der Nebenniere, Sexualhormonen und Vitamin D benötigt.

Coenzym
Meist ein Vitamin oder Mineralstoff. Biokatalysatoren sind z. B. Enzyme, die aus einem Protein und einem Coenzym gebildet werden.

Diät

Darunter versteht man eine bestimmte Ernährungsweise, die bestimmten Patienten verschrieben wird, um ein Ungleichgewicht im Körper auszugleichen oder eine Krankheit zu heilen. Diät kann aber auch als Überbegriff für alle Nahrungsmittel verstanden werden, die jemand zu sich nimmt.

DNS, Desoxyribonukleinsäure

Findet sich als Molekül im Zellkern und ist Träger der Gene, die unsere Erbinformation enthalten. Sie besteht aus einer bestimmten Abfolge von Purin- und Pyrimidinbasen. Ein Strang von je drei Basen bildet eine Aminosäure, die Sequenz (Abfolge) bestimmt, um welche Aminosäure es sich handelt. Die DNS legt also unsere individuelle Zusammensetzung von Proteinen fest und damit gewissermaßen die Zusammensetzung unseres gesamten Organismus.

Enzym

Ein Biokatalysator, beschleunigt eine chemische Reaktion.

Ergosterol, Ergosterin

Stoff, der sich in pflanzlichen Nahrungsmitteln findet und den unser Körper unter Einwirkung von UV-Strahlen in Vitamin D umwandeln kann.

Essenziell

Lebensnotwendig; Stoff, den der Körper nicht selbst herstellen (synthetisieren) kann und der über die Ernährung zugeführt werden muss.

Fettsäuren, essenzielle

Können vom Körper nicht selbst hergestellt werden und müssen über die Nahrung aufgenommen werden. Die wichtigste essenzielle Fettsäure ist Linolsäure, eine zweifach ungesättigte Fettsäure mit 18 Kohlenstoffatomen. Unser Körper benötigt sie, um Stoffe wie Prostaglandine (Gewebshormone) zu bilden.

Fettsäuren, gesättigte

Fette, die viele gesättigte Fettsäuren (ohne Doppelverbindungen) enthalten, sind meist tierischen Ursprungs und bei Raumtemperatur meist dickflüssig oder fest. Es gibt aber auch pflanzliche gesättigte Fette wie Palm- oder Kokosöl und Kakaobutter.

Fettsäuren, ungesättigte

Fette, die mindestens eine Doppelverbindung enthalten. Sie sind meist flüssig und wir nennen sie Öle.

Galle, Gallenflüssigkeit

Wird von der Leber produziert und ist an der Verdauung von Fetten beteiligt.

Gastro-

Den Magen betreffend.

Glukose

Eine Form des Zuckers, die in Trauben, anderem Obst und Honig enthalten ist. Glukose gehört zu den komplexen Zuckern und bildet jene Stärke, die wir in Form von Getreidestärke und Mehl zu uns nehmen, sie ist ein Reservestoff der Pflanzen. Diese bilden aus Glukose Zellulose, eine Substanz, die die Zellwände verdickt und stützt. Im Gegensatz zur Stärke kann Zellulose vom Menschen nicht verdaut werden, regt daher die Darmtätigkeit an und regelt die Darmentleerung.

Glykogen
Auch tierische Stärke genannt, wird von der Leber aus Glukose gebildet. Sinkt der Glukosegehalt im Blut, kann aus Glykogen rasch wieder Energie bereitgestellt werden.

Hornblende
Wird den Amphibolen (gesteinsbildende Minerale) zugeordnet, die auch Eisen, Magnesium und Kalzium enthalten. Kommt in Gabbro, Syenit und Diorit vor.

Ionen
Elektrisch geladene Teilchen (Atome oder Atomgruppen). Magnesium-Ionen zum Beispiel sind Magnesiumatome, die zwei Elektronen abgegeben haben und daher positiv geladen sind.

Laktase
Enzym, das die Verdauung von Laktose ermöglicht und das einem Großteil der Menschheit fehlt. Bei ihnen führt der Konsum von Milch zu Unwohlsein, Übelkeit oder Durchfall.

Laktose
Milchzucker. Im Joghurt wird Laktose durch die Aktivität bestimmter Bakterien in Milchsäure umgewandelt.

Lipide
Gruppe von untereinander mischbaren Stoffen, zu denen Fette und Sterine (Sterole) zählen. Zu ihnen gehört auch das Cholesterin.

Lysin
Eine essenzielle Aminosäure, die mit der Nahrung zugeführt werden muss. Gute Quellen sind etwa Fleisch und Fisch, weniger gute Getreide.

Karotin
Gelber oder roter pflanzlicher Stoff, mit dem der Körper Vitamin A herstellen kann. Wird deswegen auch »Provitamin« genannt.

Katalysatoren
Substanz, die chemische Reaktionen in Organismen beschleunigt.

Kohlenhydrate
Chemische Stoffklasse, auch Saccharide genannt. Ein Gramm Kohlenhydrate liefert dem Körper vier Kalorien an Energie.

Kollagen
Ein Protein, das in großen Mengen im Körper vorhanden ist. Kollagen allein macht mehr als ein Drittel des gesamten Körpereiweißes aus. Es ist wichtig für die Zusammensetzung von Knorpeln, Sehnen und Bindegewebe.

Mangel
Wenn dem Körper ein bestimmter Nährstoff fehlt. Die ersten Mangelerscheinungen entdeckte man durch das Fehlen bestimmter Vitamine. Wenn der Mangel (noch) nicht stark ausgeprägt ist, spricht man von Unterversorgung.

Messenger-RNA (mRNA)
Damit die Zelle ein Protein bilden kann, öffnen bestimmte Enzyme die DNA an der Stelle, an der dieses Protein codiert ist. Dort dockt die Messenger-RNA an, liest und speichert das Transkript des betreffenden DNS-Codes. Wie ein Datenträger enthält und überträgt sie somit die Informationen darüber, welche Aminosäuren sich in welcher Reihenfolge verbinden müssen, um das benötigte Protein zu bilden.

Methionin
Eine essenzielle Aminosäure, die in den Proteinen aller Lebewesen vorkommt. Muss über die Nahrung zugeführt werden. Ist in Fleisch und Nüssen enthalten, weniger in Getreide.

Neurotransmitter
Stoffe, die die Übertragung von Nervenimpulsen zwischen den Neuronen oder Nervenzellen ermöglichen.

Olivin
Mineral von olivgrüner Farbe, Hauptbestandteil von grünlichem Dunit und Peridotit. Ebenfalls ein Eisenmagnesiumsilikat.

Omega-3-Fette
Fettsäure mit 18 Kohlenstoffatomen und drei Doppelbindungen, die man Linolsäure nennt. Vorläufer der Arachidonsäure, die zyklische Prostaglandine abgibt, die normalerweise die Bildung von Blutgerinnsel verhindern. Lebensnotwendig, kann vom Körper nicht selbst hergestellt werden. Ist in Soja-, Lein- und Fischöl enthalten.

Omega-6-Fette
Fettsäure mit 18 Kohlenstoffatomen und zwei Doppelbindungen, die man Linolsäure nennt. Ist wie die Omega-3-Fettsäure der Vorläufer von Prostaglandinen, die das Blut ungehindert und ohne die Bildung von Blutgerinnseln durch die Adern fließen lassen. Es kommt in großen Mengen in Sonnenblumen-, Walnuss- und Maiskeimöl vor.

Omega-9-Fette
Auch als Öl- oder Oleinsäure bekannt. Besteht ebenfalls aus 18 Kohlenstoffatomen mit einer Doppelbindung, daher handelt es sich um eine einfach gesättigte Fettsäure. Sie kommt in großen Mengen in Oliven- und Mandelöl vor.

Ribosomen
Partikel im Zellplasma, in denen Proteine gebildet werden. Sie bestehen aus zwei Untereinheiten, die gekoppelt werden, wenn die Messenger-RNA mit dem Code für das zu bildende Protein kommt. Für diesen Prozess ist Magnesiumchlorid notwendig. Reicht die Konzentration an Magnesiumchlorid nicht aus, zerfallen die Untereinheiten und das Protein kann nicht gebildet werden.

Sättigung, gesättigt
Wenn Fettsäuren keine Doppelverbindungen aufweisen, spricht man von gesättigten Fettsäuren. Fette mit (überwiegend) gesättigten Fettsäuren sind bei Raumtemperatur dickflüssig oder fest. Im Körper können sie an Gefäßwänden Ablagerungen bilden, was die Gefäße verengt und die Blutzirkulation erschwert. Die meisten gesättigten Fette sind tierische Fette. Fischöle hingegen sind ungesättigt.

Stärke
Komplexes Molekül aus Tausenden von Glukosemolekülen, die am Ende des Verdauungsprozesses freigesetzt werden. Stärke zählt zu den Kohlehydraten und liefert vier Kalorien pro Gramm an Energie.

Tein (auch Teein)
Im Tee enthaltener, anregender Stoff. Die chemische Verbindung ist 1,3-Dimethylxanthin.

Theobromin
Anregender Stoff, der im Kakao enthalten ist. Die chemische Verbindung ist 3,7-Dimethylxanthin.

Transfer-RNA (tRNA)
Ribonukleinsäuren, die eine sogenannte »Anticodonschleife« haben, die die Basentripletts (Codone) der Messenger-RNA erkennt,

die eine bestimmte Aminosäure codiert. So wird die Aminosäure der passenden tRNA zugeordnet, diese wird mit der Aminosäure beladen und kann sie an der passenden Stelle der entstehenden Proteinkette anknüpfen.

Tropokollagene

Kollagen ist ein Protein, das aus vielen Einheiten dieser Verbindung zusammengesetzt ist. Zuerst verbinden sich hunderttausend Aminosäuren und bilden einen »Faden« oder eine Kette. Drei dieser Ketten, die sich ineinander verdrehen (Tripelhelix), bilden eine Tropokollageneinheit. Diese besteht aus mehr als 300.000 Aminosäuren. Durch die Verbindungen aus diesen Strängen entsteht in weiterer Folge das Prolin in Form von Hydroxyprolin, für das man ein Reduktionsmittel wie Vitamin C benötigt. Diese chemische Reaktion wird immer durchgeführt, sobald sich das Prolin an die Kette angehängt hat.

Daher ist es ein Fehler, Arthrose mit Hydroxyprolin zu behandeln, wie es vor einigen Jahren gemacht wurde. Diese Behandlung wurde von Personen empfohlen, die nicht die geringste Ahnung vom Proteinstoffwechsel hatten, denn mit nur einer Aminosäure erreicht man lediglich, dass die Leber zusätzliche Arbeit bekommt, und von den Primärketten werden sowieso nur normale Aminosäuren aufgenommen.

Die Tropokollagen-Ketten werden in manchen biochemischen Werken auch Monomere genannt. Sie sind so gebildet, dass sie immer am Kopf die gleichen Aminosäuren aufweisen und am Ende ebenfalls. Das heißt, man kann eine Richtung ausmachen, und deswegen werden sie in manchen Büchern durch Pfeile dargestellt. Im Durchschnitt sind diese Monomere 3000 Ångström (300 Nanometer) lang. Im Kollagen setzen sie sich so zusammen, dass eine Spalt von 400 Ångström bleibt, der wie eine etwas schräge Lücke aussieht, weil sich die Ketten neben- und untereinander in einem Abstand von einem Viertel der Helixlänge anordnen. In diesen Lücken lagert sich bei Knochen Kalziumphosphat und bei Knorpeln Chondroitinsulfat ein.

Daher bestehe ich so darauf, dass Kollagen gebildet werden muss, denn nur so können Kalzium und Chondroitinsulfat eingebunden werden. Würde man diesen Mineralstoff oder dieses Sulfat einnehmen, ohne sich darum zu kümmern, ob man auch Kollagen bildet, ist es so, als würde man versuchen, Briefmarken anzubringen, ohne einen Umschlag zu haben.

Wenn wir bei diesem Bild bleiben, kann man Vitamin D mit der Gummierung der Briefmarke vergleichen. Gibt es keine Gummierung, kann die Briefmarke nicht am Umschlag kleben.

Und wenn Sie bedenken, dass Sehnen ebenso aus Kollagen gemacht sind und dass dieses Protein auch reichlich in den Blutgefäßen, im Verdauungstrakt, Zahnfleisch, in der Haut usw. enthalten ist, dann bekommen Sie eine gute Vorstellung davon, warum Kollagen so wichtig ist.

Und ich betone einmal mehr: Man muss Proteine zum Frühstück, zum Mittagessen und auch zum Abendessen einnehmen. Damit sich dann unser Kollagen mit den Aminosäuren, die unser Blut transportiert, in unseren Zellen bilden kann, braucht man einen Magnesiumwert von 10 Millimol, also 0,01 Mol, und außerdem braucht jede Verbindung von Aminosäuren drei Phosphormoleküle und drei Magnesiumatome. Wenn nicht, können sich diese sogenannten Peptidketten nicht bilden und damit auch keine Primärketten.

Weiterhin wird Vitamin C benötigt, damit diese Primärketten jene Tropokollagenketten bilden, von denen wir hier sprechen.

Glauben Sie mir, ich habe nichts entdeckt, aber ich habe mich sehr in die Materie vertieft, und mein Wunsch ist es, Ihnen das, was wir heute zu diesem Thema wissen, auf möglichst klare und verständliche Weise zu vermitteln. Nur Sie können beurteilen, ob es mir gelungen ist.

Unterversorgung
Ein bestimmter Nährstoff wird dem Körper nicht ausreichend zugeführt. Bei starker Unterversorgung spricht man von Mangel.

Verdauung
Gesamtheit der biochemischen Abläufe im Körper, mit denen Nahrungsmittel in ihre Bestandteile zerlegt und so aufgegliedert werden, dass die Darmschleimhaut sie aufnehmen kann. Aus der Verdauung der Kohlenhydrate entsteht Glukose, aus Fetten Glycerin und Fettsäuren sowie aus Proteinen Aminosäuren.

Vorstufe
Stoffe, die unser Körper in eine andere, von ihm benötigte Form umbauen kann.

Über die Autorin

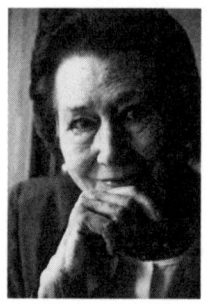

Ana Maria Lajusticia Bergasa, geboren 1924 in Bilbao (Spanien), Chemikerin und Ernährungswissenschaftlerin. Nach dem Chemie-Studium an der Universidad Complutense in Madrid hat sie sich mit Landwirtschaft und Tierernährung beschäftigt und in Fachzeitschriften publiziert. Seit mehr als vierzig Jahren widmet sie sich der Ernährungswissenschaft auf Basis von Biochemie und Molekularbiologie, sie hat an zahlreichen internationalen Kongressen teilgenommen.

Einige Jahre studierte sie Diätologie und die Anwendung von Heilkräutern in der Medizin. Aufgrund ihrer schweren Arthrose-Erkrankung fing sie an, sich eingehend mit der Wirkung von Magnesium zu befassen. Es gelang ihr, ihre von den Ärzten als unheilbar diagnostizierte Erkrankung durch Magnesiumeinnahme weitgehend zu überwinden. Sie spezialisierte sich danach auf die Erforschung ernährungsbedingter Mangelerscheinungen.

Ana Maria Lajusticia Bergasa ist Autorin zahlreicher Gesundheitsbücher, darunter *»Die erstaunliche Wirkung von Magnesium«*, *»Magnesium und Sport«*, *»Kampf der Arthrose«* und *»Osteoporose besiegen«* (Ennsthaler Verlag).

Nähere Informationen über die Autorin:
www.elblogdeanamarialajusticia.com
www.anamarialajusticia.com

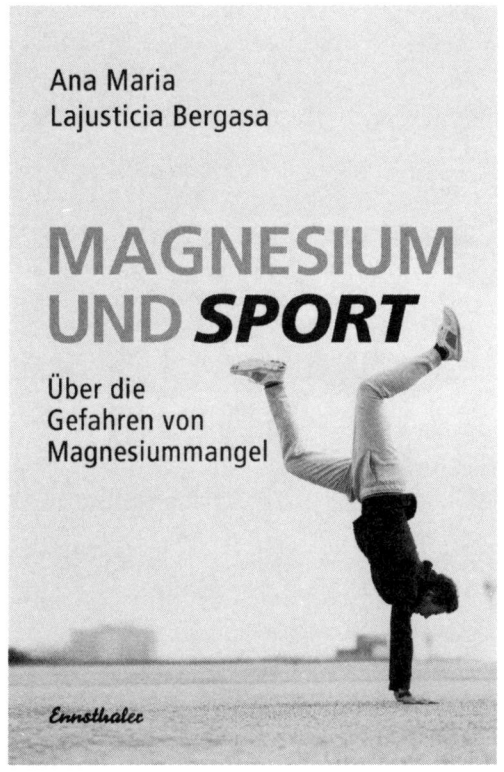

Ana Maria Lajusticia Bergasa
Magnesium und Sport
Über die Gefahren von Magnesiummangel
112 Seiten, Broschur, Format: 13,5 x 21 cm
ISBN 978-3-85068-972-4

ENNSTHALER VERLAG STEYR

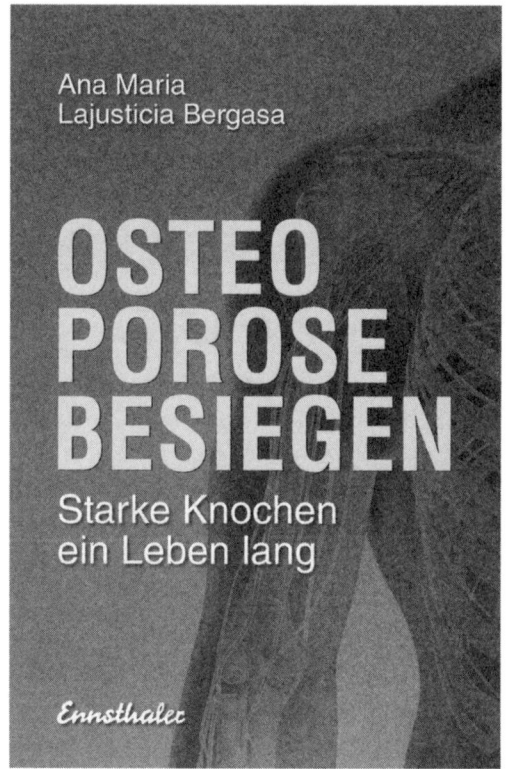

Ana Maria Lajusticia Bergasa
Osteoporose besiegen
Starke Knochen ein Leben lang
104 Seiten, Broschur, Format: 13,5 x 21 cm
ISBN 978-3-85068-961-8

ENNSTHALER VERLAG STEYR

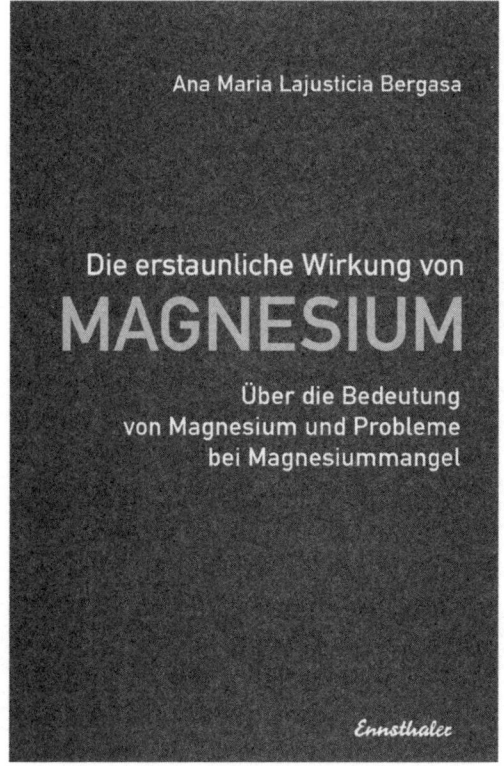

Ana Maria Lajusticia Bergasa
Die erstaunliche Wirkung von Magnesium
Über die Bedeutung von Magnesium und Probleme
bei Magnesiummangel
112 Seiten, Broschur, Format: 13,5 x 21 cm
ISBN 978-3-85068-324-1

ENNSTHALER VERLAG STEYR

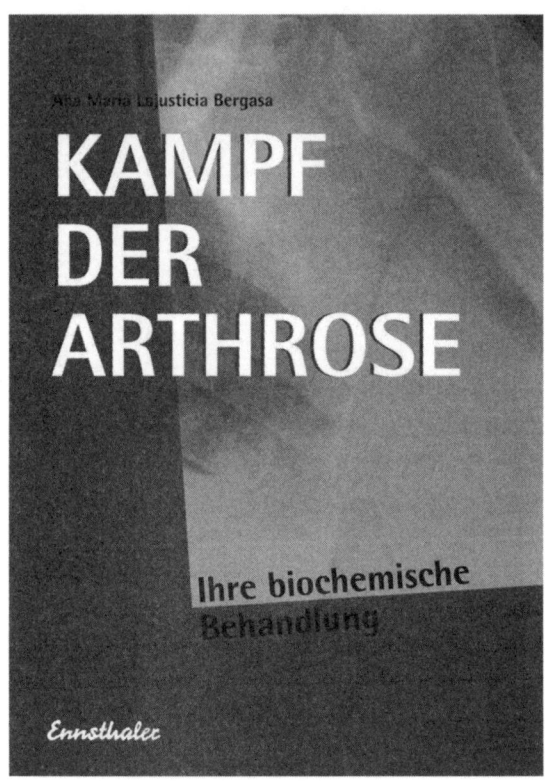

Ana Maria Lajusticia Bergasa
Kampf der Arthrose
Ihre biochemische Behandlung
96 Seiten, Broschur, Format: 14,8 x 21 cm
ISBN 978-3-85068-139-1

ENNSTHALER VERLAG STEYR